Praktijkonderzoek

PRAKTIJKONDERZOEK

Maaike Smit
Suzanne Verdonschot

Motor voor verandering in organisaties

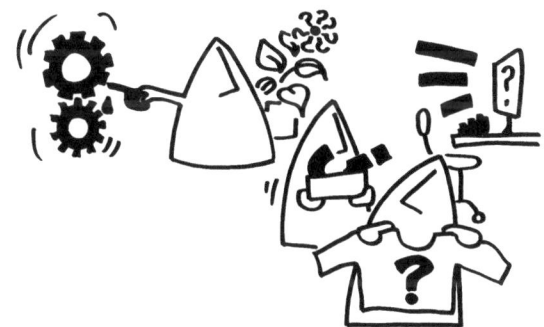

Springer Uitgeverij BV
Houten 2010

© 2010 Springer Uitgeverij
Alle rechten voorbehouden. Niets uit deze uitgave mag worden verveelvoudigd, opgeslagen in een geautomatiseerd gegevensbestand, of openbaar gemaakt, in enige vorm of op enige wijze, hetzij elektronisch, mechanisch, door fotokopieën of opnamen, hetzij op enige andere manier, zonder voorafgaande schriftelijke toestemming van de uitgever.

Voor zover het maken van kopieën uit deze uitgave is toegestaan op grond van artikel 16b Auteurswet het Besluit van 20 juni 1974, Stb. 351, zoals gewijzigd bij het Besluit van 23 augustus 1985, Stb. 471 en artikel 17 Auteurswet, dient men de daarvoor wettelijk verschuldigde vergoedingen te voldoen aan de Stichting Reprorecht (Postbus 3051, 2130 KB Hoofddorp). Voor het overnemen van (een) gedeelte(n) uit deze uitgave in bloemlezingen, readers en andere compilatiewerken (artikel 16 Auteurswet) dient men zich tot de uitgever te wenden.

Samensteller(s) en uitgever zijn zich volledig bewust van hun taak een betrouwbare uitgave te verzorgen. Niettemin kunnen zij geen aansprakelijkheid aanvaarden voor drukfouten en andere onjuistheden die eventueel in deze uitgave voorkomen.

ISBN 978 90 313 8238 5
NUR 765, 807

Ontwerp omslag en illustraties: Zwaar Water creatief bureau, Amsterdam
Ontwerp binnenwerk: Bottenheft, Marijenkampen/Arnhem

Springer Uitgeverij BV
Het Spoor 2
Postbus 246
3990 GA Houten

www.springeruitgeverij.nl

Inhoud

Inleiding   9

1   STARTEN MET PRAKTIJKONDERZOEK   11

1.1 Hoe praktijkonderzoek verschilt van andere benaderingen   13
1.2 Situaties waarin onderzoek wel en juist niet geschikt is   14
1.3 Het probleem of succes opdelen in kleinere elementen   16
1.4 Het belang van juist dit probleem of dit succes   20
1.5 Formuleren van een korte en krachtige probleemstelling   20
1.6 Opsporen van belanghebbenden   22
1.7 Zoeken van een onderzoeksmaatje   22

2   ONDERZOEKSVRAGEN DIE BIJDRAGEN AAN LEREN EN VERANDERING   25

2.1 Drie typen verandering waaraan onderzoek kan bijdragen   28
2.2 Vaststellen van uitgangspunten in het onderzoek   30
2.3 Bepalen van de onderzoeksvragen   32
2.4 Betrokkenen bij het onderzoek   34

3   ONTWERP VAN DE ONDERZOEKSAANPAK   37

3.1 Kenmerken van een goede onderzoeksaanpak   39
3.2 Voorbeelden van onderzoeksaanpakken   41
3.3 Ontwerp van een bruikbare onderzoeksaanpak   44
3.4 Uitnodigen van de deelnemers in het onderzoek   46

4   EERSTE HULP BIJ ONDERZOEK   49

4.1 Eerste hulp bij het organiseren van draagvlak   51
4.2 Eerste hulp bij de voorbereiding van de gegevensverzameling   53
4.3 Eerste hulp tijdens het onderzoek   56

5 ACTIVERENDE ONDERZOEKSMETHODEN 63
   5.1 Overzicht van onderzoeksmethoden 65
   5.2 De methoden toegelicht 69
      Historielijn 70
      World Café 73
      Cruciale incidenten-interview 75
      Meelopen en meedoen 79
      Zelfreflectietest 81
      Wekkeronderzoek 84
      Simulatiespel 86
      Experiment opzetten 88

6 ANALYSEREN, VALIDEREN EN PRESENTEREN 91
   6.1 Analyse van de informatie 93
   6.2 Valideren van de analyse 97
   6.3 Presenteren van conclusies 100

7 ONDERZOEK IN WOORD EN BEELD 105

   Over de schrijvers 109

   Literatuurverwijzingen en inspiratiebronnen 111

Dankwoord

We willen de onderzoekers die we mochten interviewen graag bedanken: Kirsti Booijink, Frank Cornelissen, Marian van Dorst, Carlos Estarippa, Mieke Hijzen, Jacobien Phaff, Marloes van Rooij, Manon Ruijters, Christiaan Stam en Rudy Vandamme. Tevens bedanken we onze collega's van de onderzoekspraktijk van Kessels & Smit, *The Learning Company*. Met hen samen hebben we de methodes voor praktijkonderzoek die we in dit boek beschrijven, ontwikkeld. Tenslotte bedanken we Sibrenne Wagenaar, Ans Grotendorst, Saskia Tjepkema, Liesbeth Hofs, Maarten Bruns en Anne Bregtje Schelfhout voor hun feedback op eerdere versies van dit boek.

Inleiding

"Hoe kan ik mijn medewerkers helpen zich verder te professionaliseren in het vak? Dat vroeg ik mij af. Ik ben manager in de gehandicaptenzorg en zie dat de laatste jaren een ander type cliënten bij ons aanklopt: mensen met een licht verstandelijke handicap en gedragsstoornissen. Mede daardoor krijgen begeleiders op de werkvloer steeds meer te maken met agressie. In eerste instantie zat ik te denken aan opleidingen als oplossing. Tot ik samen met een collega bedacht dat we ook aan begeleiders zelf konden vragen wat zij nodig hebben om beter om te kunnen gaan met agressie. We realiseerden ons dat er al veel kennis en ervaring in huis is, maar dat lang niet iedereen weet wat de ander kan. Daarnaast komen begeleiders ook steeds nieuwe, lastige situaties en vragen tegen waarin men veel van elkaar kan leren. Daarom besloten we om samen met begeleiders te onderzoeken wat al wordt gedaan op de werkvloer, wat daarin werkt, en welke vragen en uitdagingen er nog liggen."

Aan het woord is een manager die kiest voor praktijkonderzoek als manier om een urgent vraagstuk op te pakken. Ze hoopt hiermee zowel meer te weten te komen als problemen op te lossen. En dat is precies het soort onderzoek waar dit boek over gaat. De aanleiding is nieuwsgierigheid naar hoe iets werkt én de wens om op een onconventionele manier invloed uit te oefenen op het reilen en zeilen van de organisatie. Niet door te 'duwen', maar door samen met collega's onderzoekend te kijken naar de eigen werkpraktijk en daardoor op ideeën te komen voor verbetering en vernieuwing.

Het voordeel van praktijkonderzoek is dat geleerd wordt hoe een probleem in de organisatie opgelost kan worden *door mensen in de organisatie zelf*. Of hoe wat werkt in één team ook op andere plekken zou kunnen worden toegepast. Waarderen wat er al is aan ervaringen en ideeën, in plaats van te kijken naar wat er nog niet is, helpt om kiemen van verandering op te sporen en op te laten bloeien. Dit creëert energie én betrokkenheid bij oplossingen.

In dit boek staan tips en handvatten om zelf aan de slag te gaan met praktijkonderzoek in organisaties. Het is bedoeld voor degenen die veranderings- en leerprocessen willen stimuleren, medewerkers uit de staf en uit de lijn. Bijvoorbeeld een intern adviseur op het gebied van personeel en organisatie die wil weten hoe hij het leren op de werkplek kan stimuleren. Een beleidsmedewerker die merkt dat een beleid niet wordt uitgevoerd. Of een manager die samen met zijn team deskundiger wil worden in een bepaald thema. Ook externe consultants kunnen hun voordeel doen met de handreikingen.

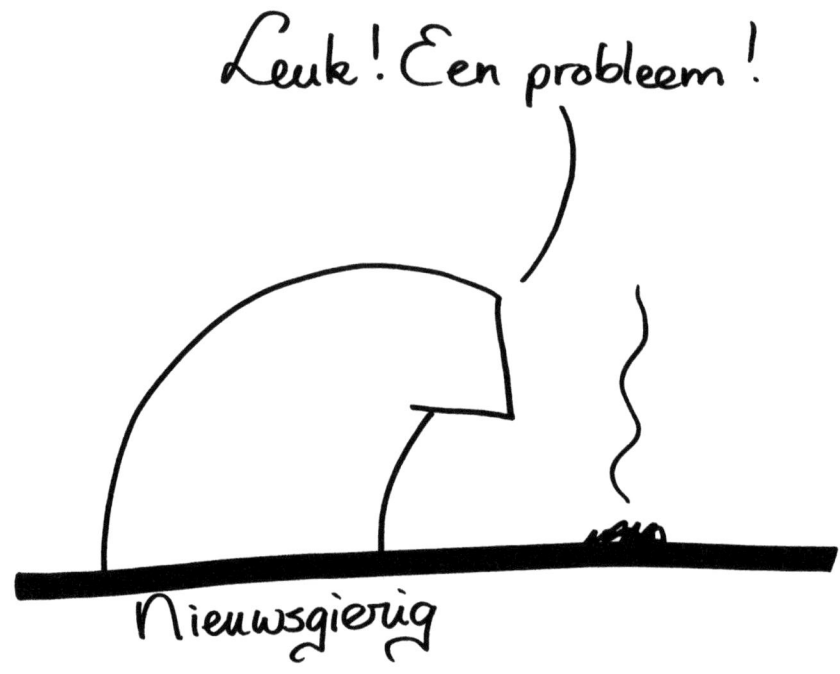

Elk hoofdstuk beschrijft een fase van het praktijkonderzoek:
- *Hoofdstuk 1* is een inleiding op praktijkonderzoek: wat is het en wanneer kun je het toepassen;
- *Hoofdstuk 2* gaat over het formuleren van een onderzoeksvraag die helpt om iets te weten te komen en tegelijkertijd een veranderingsproces op gang te brengen;
- *Hoofdstuk 3* geeft handvatten bij het ontwerpen van een onderzoeksaanpak;
- *Hoofdstuk 4* biedt hulp bij veelvoorkomende problemen tijdens het doen van praktijkonderzoek;
- *Hoofdstuk 5* presenteert een set van onderzoeksmethoden die geschikt zijn voor praktijkonderzoek;
- *Hoofdstuk 6* beschrijft hoe het analyseren van gegevens in zijn werk gaat, laat zien hoe het valideren van bevindingen werkt en beschrijft onconventionele methoden voor het presenteren van conclusies;
- *Hoofdstuk 7* geeft handvatten in woord en beeld om anderen te motiveren ook onderzoekend te werk te gaan.

Tussen de hoofdstukken door staan intermezzo's met tips en verhalen uit de praktijk. We hebben ze verzameld door tien mensen te interviewen die allemaal een passie voor praktijkonderzoek hebben. Deze praktijkverhalen laten zien hoeveel verschillende vormen onderzoek aan kan nemen.

1

STARTEN MET PRAKTIJKONDERZOEK

1.1 Hoe praktijkonderzoek verschilt van andere benaderingen

1.2 Situaties waarin onderzoek wel en juist niet geschikt is

1.3 Het probleem of succes opdelen in kleinere elementen

1.4 Het belang van juist dit probleem of dit succes

1.5 Formuleren van een korte en krachtige probleemstelling

1.6 Opsporen van belanghebbenden

1.7 Zoeken van een onderzoeksmaatje

1

Onderzoek is net een reis. Je kunt een bestemming kiezen, de reis plannen en vooraf bedenken wat je graag wilt gaan doen. Maar wat je precies gaat beleven, is vooraf niet bekend. Dat is het spannende eraan. Zo is het ook met onderzoek: je stelt een doel, plant fasen en prikt momenten waarop er iets moet liggen. Maar wát het precies gaat opleveren, weet je nog niet.

CHRISTIAAN STAM (Associate Lector bij Hogeschool INHOLLAND)

Onderzoek kan starten bij een probleem of een succes. Bijvoorbeeld als het nodig is een probleem op te lossen of als het nodig is te snappen waarom iets zo goed ging; zo is het mogelijk om er lessen uit te trekken. Om succesvol praktijkonderzoek te doen, helpt het als je nieuwsgierig bent naar dit probleem of succes. Er is ook urgentie nodig: er moet een vraag zijn waarvan je het je niet kunt permitteren hem onbeantwoord te laten. Elk van deze drie ingrediënten (een probleem of succes, nieuwsgierigheid en urgentie) kan het startpunt zijn voor een onderzoek. Bijvoorbeeld: het ziekteverzuim is hoog en in de afdelingsvergadering is besloten dat het tijd is om in actie te komen (er is een duidelijk probleem en het is urgent). Iemand wil graag meer te weten komen over de relatie tussen loopbaanfase en leergedrag (nieuwsgierigheid als startpunt). Een project dreigt mis te lopen en alle blikken zijn op jou gericht (het is urgent). Meestal komt een onderzoek pas echt van de grond als elk van de drie elementen aanwezig is. Er is niet alleen een probleem, maar de betrokkenen voelen ook urgentie en nieuwsgierigheid.

In dit hoofdstuk, over het starten met praktijkonderzoek, komen de volgende onderwerpen aan de orde:
- hoe praktijkonderzoek verschilt van andere benaderingen
- situaties waarin onderzoek wel en juist niet geschikt is
- het probleem of succes opdelen in kleinere elementen
- het belang van juist dit probleem of dit succes
- een korte en krachtige probleemstelling formuleren
- opsporen van belanghebbenden
- zoeken van een onderzoeksmaatje

1.1 Hoe praktijkonderzoek verschilt van andere benaderingen

De hiervoor genoemde voorbeelden hebben op het eerste gezicht niet zo veel te maken met onderzoek. Het is immers ook mogelijk een adviseur 'in te huren' voor het begeleiden van een traject om ziekteverzuim te verlagen, een expert in te schakelen om meer te weten te komen over de relatie tussen loopbaanontwikkeling en leergedrag, crisismanagement toe te passen om de uit de hand gelopen situatie op te lossen en collega's uit te nodigen om samen een project op te zetten. Het is echter ook mogelijk dit soort vragen te beantwoorden met praktijkonderzoek. Zo'n onderzoekende aanpak verschilt van de andere benaderingen:

- Het doel is niet om direct een oplossing te bedenken. Praktijkonderzoek helpt om eerst de vraag beter te begrijpen. Vaak wordt achter het probleem nog een ander probleem zichtbaar. Het blootleggen van het echte probleem is al het begin van de oplossing.
- In plaats van het inroepen van een externe expert spoort men de kennis op die aanwezig is binnen de organisatie zelf en benut die. Zo kan de kennis ook niet verdwijnen als de externe adviseur vertrekt.
- Het uitgangspunt is dat het de moeite waard is te onderzoeken hoe medewerkers over een bepaalde situatie denken, zodat er aanknopingspunten voor een kansrijke oplossing naar voren komen.

Als je de term 'onderzoek' gebruikt, denk ik al snel aan allerlei methodologisch verantwoorde onderzoeksprocessen. Maar door gewoon iets dat je wilt gaan oppakken te formuleren als een onderzoek, geeft ook een zekere vrijheid: het kan nog meerdere kanten op. Dat maakt het overigens ook spannender! Je hoeft niet meteen het eindresultaat te formuleren.

MARIAN VAN DORST (beleidsmedewerker kennisbeleid, Reinaerde)

1.2 Situaties waarin onderzoek wel en juist niet geschikt is

Praktijkonderzoek is behulpzaam in veel situaties, maar niet in alle. Het is niet bruikbaar als bijvoorbeeld de oplossing voor een probleem al duidelijk is en betrokkenen het daarover eens zijn. Of als er een nieuwe procedure of manier van werken moet worden geïmplementeerd. Als die nieuwe manier handiger is, iedereen die ermee te maken heeft het daarover eens is en geen nieuwe vaardigheden vereist zijn, voegt een onderzoek weinig toe. In zo'n geval kunnen betrokkenen direct overgaan op de nieuwe manier van werken. Overigens blijft het in die situaties – wanneer een leertraject nodig is in plaats van een onderzoek – van belang om met een onderzoekende blik te kijken. Dit kan helpen om er alert op te blijven dat nieuw verworven vaardigheden zo ingezet worden dat ze bijdragen aan de oplossing voor het betreffende probleem.

Samengevat zijn er drie redenen om te kiezen voor praktijkonderzoek: 1) het is niet duidelijk *wat* er geleerd moet worden; 2) vanwege het gevaar van tunnelvisie; 3) het is van belang om mensen mee te krijgen.

Het is niet duidelijk wat er geleerd moet worden
Bij ingrijpende veranderingen is het vaak vooraf nog niet duidelijk wat er precies geleerd moet worden. Als de eindsituatie bekend is, is het mogelijk om terug te redeneren wat ervoor nodig is om dat resultaat te bereiken en wie dan wat moet leren. Maar als dat niet het geval is, zoals bij complexere veranderingen en vernieuwingen, is het niet duidelijk wie er wat moet leren. Een praktijkonderzoek kan dan uitkomst bieden. Zo'n onderzoek helpt om erachter te komen wat er geleerd moet worden en draagt ook meteen bij aan dat leren.

Voorkomen van een tunnelvisie
Tunnelvisie is een medische term die verwijst naar het verlies van het gezichtsvermogen buiten een bepaald gebied zodanig dat het leidt tot een tunnelvormig gezichtsveld. Hier gebruiken we het als metafoor voor het risico om alleen die zaken te zien die bevestigen wat je al wist en niet open te staan voor nieuwe informatie en perspectieven. Praktijkonderzoek helpt om dit te voorkomen. Bij praktijkonderzoek wordt niet meteen het eerste idee geïmplementeerd, maar is het de bedoeling gebruik te maken van de kennis van meerdere mensen in de organisatie. Als er verschillende personen bij betrokken zijn, komt er ook meer kennis en ideeën beschikbaar. Dit draagt bij aan een betere oplossing.

Mensen meekrijgen
Iemand kan wel vertellen wat je anders moet doen, maar dat betekent nog niet meteen dat het lukt. Of dat die manier voor jou ook werkt. Als meerdere mensen samen op

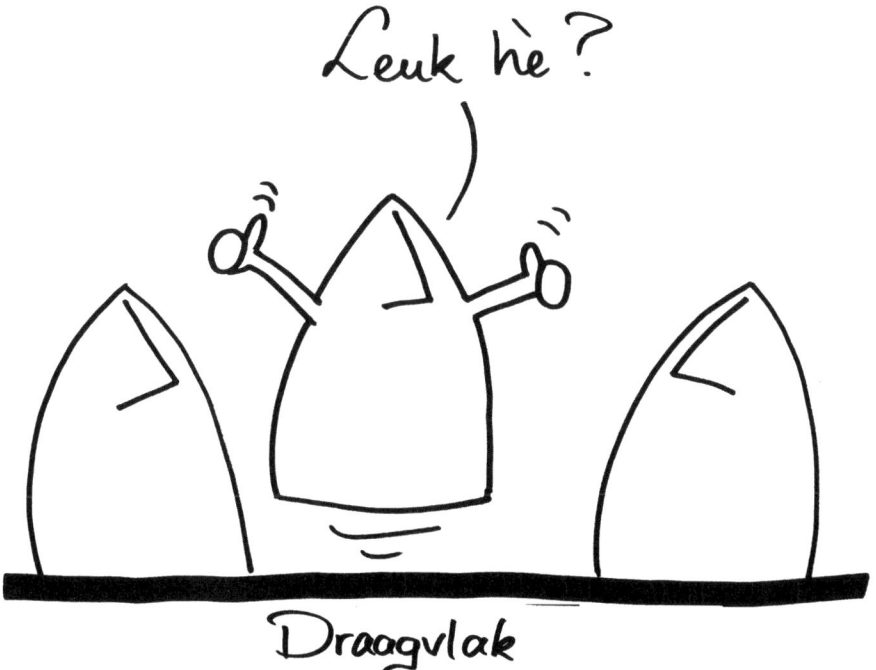

onderzoek uit gaan, krijgt iedereen de kans zijn eigen antwoorden te vinden. Er is geen vooraf vastgestelde richting; samen zoek je de beste weg en daarmee wordt de kans dat iedereen 'meedoet' in de verandering groter.

In mijn beleving is onderzoek niet gericht op het oplossen, het vinden. Ik houd teveel van het niet-weten. Die waarde moet altijd bij je zijn als je onderzoek doet. Niet te snel conclusies trekken.
Ik coachte een vrouw die wilde hardlopen. We deden onderzoek naar de acties die ze gedaan had om hard te gaan lopen. Dat waren er heel veel, maar toch lukte het niet. Op dat moment stelde ik de vraag: 'Wat is nu het patroon in uw acties dat maakt dat het niet lukt?' Haar eerste reactie was dat ze begon te lachen. Ze lachte over hoe gek ze in elkaar zat. En dat maakte wat los, gaf bewegingsvrijheid. Ze kwam tot het inzicht: ik ga zelf uitmaken hoe ik wil lopen, ik ga zelf onderzoeken wat er voor mij werkt. Ze kreeg plezier in het onderzoeken wat er werkte en wat niet. Ze kwam tot de conclusie dat de manier waarop ze met hardlopen bezig was geweest een grote metafoor was voor haar hele leven: 'Mijn hele leven laat ik al door anderen bepalen'!

RUDY VANDAMME (antropoloog, zelfstandig onderzoeker)

1.3 Het probleem of succes opdelen in kleinere elementen

Onderzoek begint met het formuleren van een probleemstelling. Het woord 'probleemstelling' dekt eigenlijk niet helemaal de lading: het kan zowel gaan over een probleem als over een succes. Het gaat erom de huidige situatie in de organisatie in kaart te brengen en vast te stellen wat het de moeite waard maakt daar verandering in aan te brengen. Het 'ijsbergmodel' (figuur 1.1) kan daar bij helpen.

Het ijsbergmodel laat zien hoe gevoelens en gedachten (die je niet kunt zien), gedrag en daarmee ook de gevolgen van gedrag (dat je wel kunt zien) beïnvloeden. Het model gaat over individuen, maar is ook bruikbaar om te kijken naar organisaties. Vertaald naar organisaties zijn de gedachten de beelden en opvattingen die medewerkers hebben over werkelijkheid en toekomst van de organisatie; gevoelens vormen de motor die de organisatie in beweging brengt; gedragingen in organisaties uiten zich in gewoontes, patronen in het handelen; het gevolg staat voor het zichtbare resultaat van dat gedrag en die patronen.

In de huidige kenniseconomie zijn mensen en hun bekwaamheden de belangrijkste bron voor het ontwikkelen van verbeteringen en vernieuwingen in organisaties. Dat wat medewerkers in de organisatie doen en hoe deskundig ze dat doen, bepaalt of de organisatie zijn doelen bereikt of niet. Invloed nemen om iets in de organisatie te ver-

Figuur 1.1: Het ijsbergmodel (naar Jackson & McKergow, 2002)

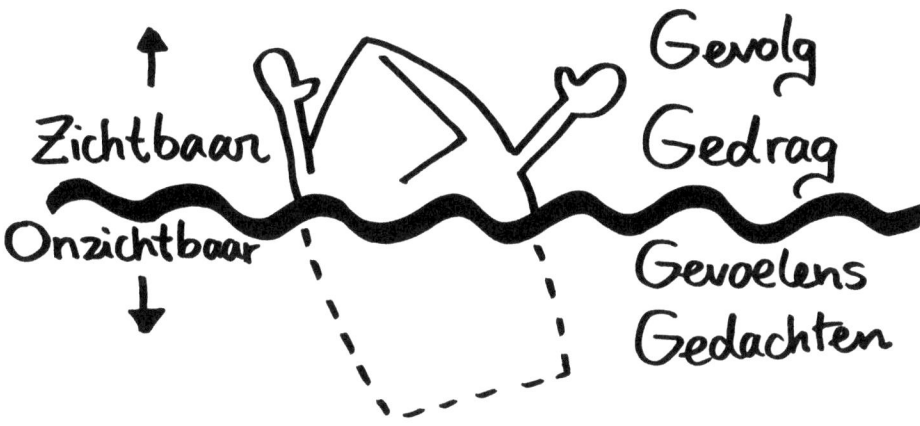

beteren of te vernieuwen heeft dus het meeste effect als je start bij mensen: zij zijn de motor van de organisatie.

Voorbeelden waarin steeds een stukje van de ijsberg zichtbaar wordt:
- Jij en je collega's zijn ontevreden over de resultaten van een groot project (gevolg).
- Het valt je op dat jullie team steeds op dezelfde manier inspeelt op klantvragen. Dit roept de vraag op of het ook slimmer zou kunnen (gedrag).
- Je hoort collega's klagen over die ene projectleider. Hij laat hen altijd de rotklussen opknappen en ze voelen zich niet gesteund (gevoelens).
- De directie van een organisatie is ervan overtuigd dat maatschappelijk verantwoord ondernemen essentieel is om jonge medewerkers aan te trekken. De directie vraagt jou als extern adviseur hoe ze dit het best kunnen aanpakken (gedachten).

Meestal speelt een vraagstuk zich af in verschillende lagen van de ijsberg. Om die lagen duidelijker te krijgen, werkt het om hier met collega's over te praten. In box 1.1 staat een dialoog die laat zien hoe zo'n gesprek zich tussen de lagen van een ijsberg kan bewegen.

Een gesprek waarin de lagen van de ijsberg verkend worden, helpt bij het scherp krijgen van de probleemstelling. Deze dialoog is natuurlijk een 'modelgesprekje' dat lang niet altijd op die manier zal plaatsvinden. Om erachter te komen wat er in de organisatie speelt, is het zaak om je voelsprieten uit te zetten. Ga eens na: waar hebben jullie het vaak over bij de koffieautomaat? Waar hoor je je collega's wel eens over mopperen? Wat wordt op dit moment in de directiekamer besproken? Maar ook successen kunnen het startpunt vormen. Ga dus ook eens na op welke prestaties je collega's trots zijn. Waar zijn jullie echt goed in?

Box 1.1 Onderzoekende dialoog om een probleem in kaart te brengen

Willem:	Het stoort me dat iedereen zich voor het minste of geringste ziek meldt. Hoe kunnen we zo de doelen voor dit jaar halen? Ze laten het gewoon afweten.	*Resultaten vallen tegen, een ongewenst gevolg*
Jennifer:	Speelt dit al lang?	
Willem:	Nou, ik denk nu al zo'n drie maanden. Daarvoor waren er ook wel eens zieken natuurlijk, maar sinds de overname is het erger geworden.	
Jennifer:	Wát is er sinds de overname precies erger geworden?	
Willem:	Opeens was er zo veel werk en de druk was zo hoog. Iedereen werkt zich een slag in de rondte, maakt veel overuren, raakt daar zo vermoeid van dat ze zich dan weer ziek melden. Door al die zieken stapelt het werk zich verder op, de achterblijvers werken nog harder, enzovoort vicieuze cirkel.	*Dit is het gedragspatroon dat zich voordoet*
Jennifer:	Het zit je behoorlijk dwars.	
Willem:	Ja wat dacht je dan, ik ben hier zowat de enige die iets doet. Ik heb er zo zelf ook geen zin meer in. Iedereen is moe en gestresst. Ik vind het belangrijk dat we met de afdeling ons doel halen, maar als het zo moet, hoeft het van mij niet meer.	*Negatieve gevoelens zorgen voor het 'haperen van de motor' en heeft effect op het gedrag*
Jennifer:	Ja ik zie het voor me, die vicieuze cirkel. Jij bent ook vast niet de enige die hier last van heeft.	
Willem:	Nee dat klopt. Ik zie het bij de anderen ook. Niemand heeft er nog plezier in zo. Ik denk ook dat het komt dat we ons zo verantwoordelijk voelen: 'niet zeuren, maar aanpakken'. We werken tot we erbij neervallen in plaats van iets structureel anders te doen.	*Gedachten die gevoelens en gedrag beïnvloeden*
Jennifer:	Wat zou jij graag willen dat er verandert? Hoe zie jij de toekomst als het wél goed gaat?	
Willem:	Wat ik zou willen, is dat ons afdelingshoofd meer aandacht heeft voor ons, voor het werk dat we leveren.	*Alternatieve gedachten over een gewenste toekomst met nieuw gedrag*
Jennifer:	Je wilt waardering.	
Willem:	Ja, en meer samen kijken naar de nieuwe manier van werken. Het is niet eerlijk dat van ons verwacht wordt dat we die nieuwe manier van werken ineens eigen maken.	*Alternatieve gedachten over een gewenste toekomst met nieuw gedrag*

Bij het formuleren van een probleemstelling helpt het om een onderzoekende houding aan te nemen. In het voorbeeld (box 1.1) had Jennifer ook kunnen vertellen aan Willem hoezeer zij het probleem herkent en hoeveel last ook zij ervan heeft. Dan zouden ze steun hebben gehad aan de herkenning bij de ander en konden ze samen even mopperen. In dit geval deed Jennifer dat niet, omdat zij het gesprek wilde richten op dat waar zij en Willem invloed op uit kunnen oefenen: niet op de overname, wél op de manier van werken. Naast het verkennen van de *huidige* situatie aan de hand van de lagen van de ijsberg, vraagt ze aan het einde van het gesprek ook naar de *gewenste* situatie: wat zou een ander gedragspatroon kunnen zijn waardoor het probleem zich niet meer voordoet of vermindert? Daarmee vindt ze meteen aanknopingspunten voor een oplossing.

Goede gespreksvaardigheden zijn belangrijk. In het gesprek heeft Jennifer daarvan verschillende toegepast: spiegelen van het gevoel van de ander, open vragen stellen, doorvragen en samenvatten.

Jijzelf als onderzoeker

Onderzoekers kijken nieuwsgierig naar problemen en successen. Dat is misschien een wat andere manier van werken dan gebruikelijk. In plaats van een advies te geven, stel je een vraag; in plaats van mee te mopperen, onderzoek je wat er speelt bij de ander; in plaats van het succes mee te vieren, vraag je hoe het komt dat dat hén zo goed gelukt is. Als men dit niet gewend is, kan dat reacties oproepen zoals: "Hé, zo doe je anders nooit, heb je zeker op cursus geleerd"; "Moet ik het nou zelf gaan oplossen, jij was toch de persoon die hier verstand van heeft?"; "Tsja, als je zo te werk wilt gaan, kost mij dat vooral heel veel tijd, die heb ik niet."

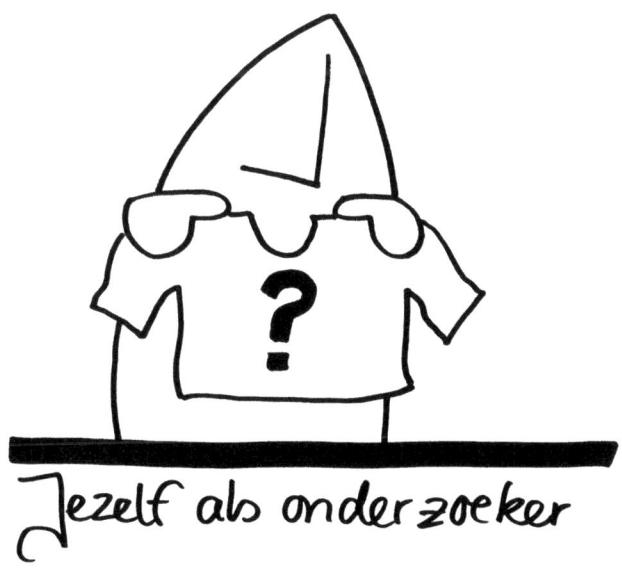

> Er is geen standaardantwoord op deze reacties. Mogelijke strategieën zijn:
> - Uitleggen waarom deze aanpak geschikt is.
> - Aangeven dat je vindt dat deze persoon juist degene is die er verstand van heeft.
> - Voorstellen om zo'n aanpak gewoon eens uit te proberen, omdat dan snel genoeg duidelijk wordt of het werkt.
> - Onderzoeken hoe een aanpak eruit kan zien die de ander wat oplevert en toch niet al te veel tijd kost.

1.4 Het belang van juist dit probleem of dit succes

Een probleem of succes wordt interessant als het iets is dat niet één persoon maar meerdere mensen bezighoudt. Het probleem of succes wordt namelijk de moeite waard om te onderzoeken als diverse mensen belang hebben bij de oplossing ervan (probleem) of het uitbouwen ervan (succes). Het wordt de moeite waard om te onderzoeken als er echt iets misgaat als je geen actie zou ondernemen. Het gevoel van *urgentie* binnen de organisatie rondom het probleem of de vraag is essentieel voor het slagen van het onderzoek. De gevoelde urgentie maakt namelijk dat men er straks mee aan de slag wil en de vaart erin blijft. Een manier om dit belang op te sporen is door jezelf en anderen te bevragen op:
- wat nou juist deze vraag belangrijk maakt
- wat er gebeurt als deze vraag niet opgelost wordt
- wat maakt dat deze vraag juist nú speelt
- wie er nog meer belang hebben bij een antwoord op deze vraag
- wiens werk beter zal verlopen als deze vraag beantwoord is

1.5 Formuleren van een korte en krachtige probleemstelling

Als de verkenning van het probleem of het succes is voltooid, en de urgentie in beeld is, is het tijd een probleemstelling te formuleren. Het werkt het best om de probleemstelling in het kort te beschrijven. Dit kan goed aan de hand van de volgende vragen, afgeleid uit het ijsbergmodel:
- Wat is het probleem? (Welke *gevolgen* hebben bepaalde gedragspatronen in de organisatie?)
- Wat maakt dit probleem juist nu zo belangrijk? (de urgentie)
- Wat gebeurt er steeds waardoor dit probleem blijft bestaan? (Patronen in ons *gedrag*, andere factoren?)

- Waar hebben betrokkenen het meest last van? (Welke *gevoelens* uiten zich bij de betrokkenen?)
- Wat maakt dat betrokkenen steeds dat doen waardoor het probleem blijft bestaan? Wat zegt dat over hun manier van denken? (Welke *gedachten* beïnvloeden de gedragspatronen?)

Een mogelijke probleemstelling die voort zou kunnen komen uit het voorbeeld van Willem en Jennifer is te vinden in box 1.2.

Box 1.2: Voorbeeld van een probleemstelling

Wat is het probleem?
Sinds de overname van de organisatie is de werkdruk toegenomen. Steeds meer mensen ervaren stress en melden zich ziek. Dat komt omdat het takenpakket is uitgebreid en een andere manier van werken is ingevoerd, waar een nieuw IT-pakket bij hoort. De resultaten van de afdeling van afgelopen kwartaal vallen erg tegen en zijn een stuk lager in vergelijking met vorig jaar.

Wat maakt dit probleem juist nu zo belangrijk?
Om te voorkomen dat meer mensen overspannen raken en dat de resultaten komend jaar niet gehaald zullen worden, is het nodig nu in actie te komen.

Wat gebeurt er steeds waardoor het probleem blijft bestaan?
Omdat er meer werk te doen is, is de werkdruk hoog. Iedereen probeert om het werk toch af te maken en werkt zich een slag in de rondte. Omdat de manier van werken nieuw is, worden er veel fouten gemaakt. Het herstellen van die fouten kost ook weer tijd. Hierdoor neemt de werkdruk nog meer toe en het aantal ziekmeldingen ook. Dat betekent dat het werk met steeds minder mensen gedaan moet worden.

Waar hebben betrokkenen het meest last van?
De medewerkers van de afdeling hebben het gevoel dat hun werk niet gewaardeerd wordt en vinden dat ze te weinig leermogelijkheden krijgen om zich de nieuwe manier van werken eigen te maken. Daardoor raken ze gestrest en overspannen.

Wat maakt dat betrokkenen steeds dat doen waardoor het probleem blijft bestaan?
Er is een sterke gedachte van 'niet zeuren, maar aanpakken'. Daardoor wordt er niet gekeken naar andere oplossingen.

1.6 Opsporen van belanghebbenden

De mensen die belang hebben bij een oplossing van het vraagstuk spelen ook een rol in het onderzoek. Zij moeten immers later uit de voeten kunnen met de bevindingen. Daarom is het slim om ze tijdens het onderzoek er al bij te betrekken. Het is dus zaak op zoek te gaan naar mensen die belang hebben bij een oplossing van het probleem. De volgende vragen kunnen hierbij helpen:
- Wie heeft er last van dit probleem?
- Wie kan mij er meer over vertellen?
- Wie moet er straks mee aan de slag?
- Wie heeft ook belangstelling voor dit thema?
- Zonder wie loopt het straks mis?

Een aantal van deze mensen zijn misschien al betrokken geweest bij het formuleren van de probleemstelling, anderen zul je door deze vragen op het spoor komen.

1.7 Zoeken van een onderzoeksmaatje

Een sparringpartner of maatje om mee op te trekken maakt het onderzoek leuker en gemakkelijker. Door samen te werken zie je en kun je meer dan alleen. Bovendien helpt het hebben van een maatje ook om door te zetten als het even tegen zit. Het kan iemand zijn die belangstelling heeft voor dit thema, iemand voor wie het ook urgent is of iemand met wie jij graag eens samen zou willen optrekken. Maak zo iemand enthousiast voor het onderzoek en nodig hem of haar uit om op onderzoek uit te gaan.

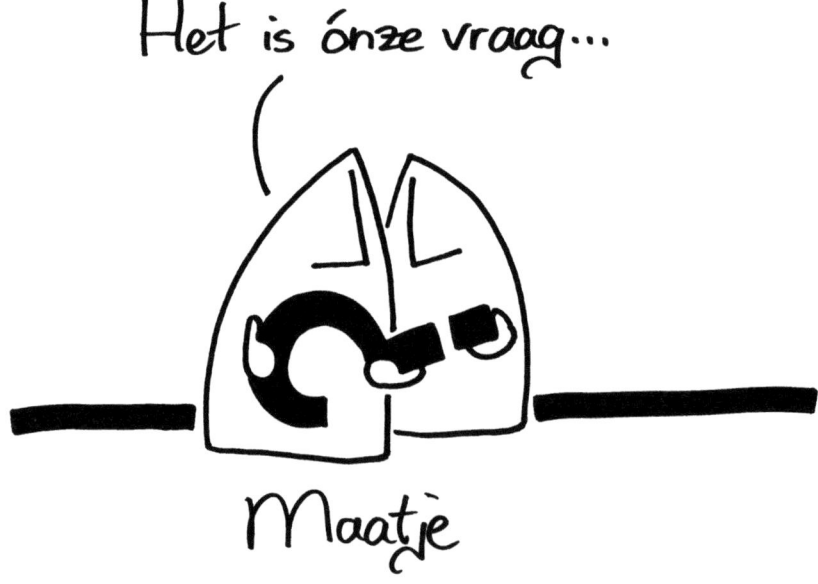

Als externe adviseur is het soms lastig om een maatje uit te kiezen. De opdrachtgever heeft soms al iemand op het oog of zelfs al aangewezen. In dat geval is het mogelijk om gaandeweg te kijken wie je in de organisatie ontmoet en met wie het klikt, en zo je onderzoeksteam uit te breiden.

2

ONDERZOEKSVRAGEN DIE BIJDRAGEN AAN LEREN EN VERANDERING

2.1 Drie typen verandering waaraan onderzoek kan bijdragen

2.2 Vaststellen van uitgangspunten in het onderzoek

2.3 Bepalen van de onderzoeksvragen

2.4 Betrokkenen bij het onderzoek

2

Onderzoek kun je zien als zwemmen, snorkelen en duiken. Bij zwemmen blijf je dicht bij de oppervlakte. Je kijkt naar de omgeving, naar wat er al is en hoe dat weerspiegelt in het water. Snorkelen helpt om een heel groot gebied net onder het oppervlak waar te nemen. En bij duiken zoek je een kleiner gebied tot op de bodem uit. En of je nou zwemt, snorkelt of duikt, er komt van alles in beweging in het water.

MARLOES VAN ROOIJ (adviseur bij Kessels & Smit, The Learning Company)

Praktijkonderzoek is niet alleen bruikbaar om iets te weten te komen, maar ook – en vooral – om te leren en iets te veranderen. Het leerproces valt dan in feite samen met het veranderproces. Praktijkonderzoek kan op deze manier individuen, teams en zelfs organisaties helpen leren en bijdragen aan verandering. Dit hoofdstuk gaat dieper in op onderzoek als middel bij verandering in de praktijk. De volgende onderwerpen komen aan de orde:

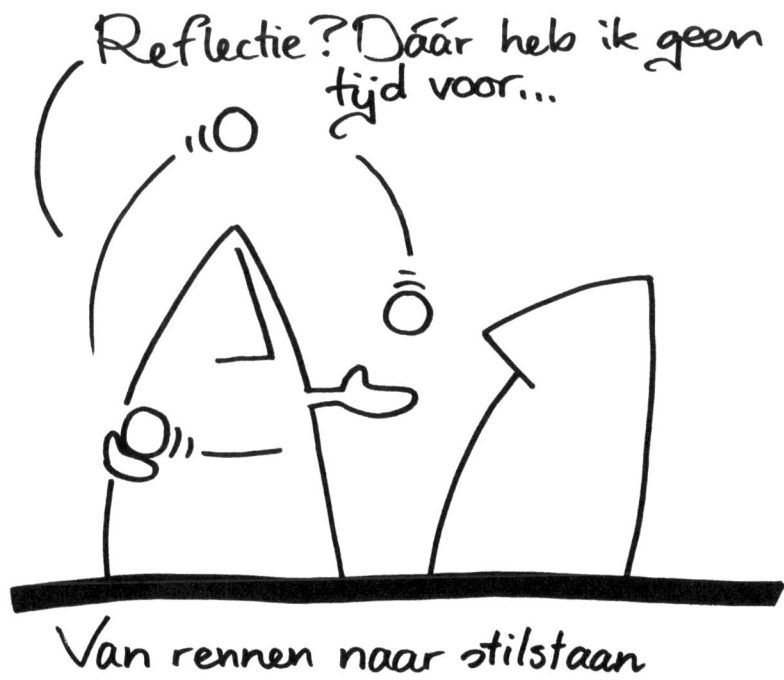

- drie typen verandering waaraan onderzoek kan bijdragen
- vaststellen van uitgangspunten in het onderzoek
- bepalen van de onderzoeksvragen
- betrokkenen bij het onderzoek

2.1 Drie typen verandering waaraan onderzoek kan bijdragen

Praktijkonderzoek draagt bij aan een verandering van individuen, teams en organisaties. Het kan gaan om het uitbouwen van wat er al is en het ontwikkelen van verbeteringen en vernieuwingen. De persoonlijke en professionele ontwikkeling die de betrokkenen doormaken, is ook een type verandering waar onderzoek aan bijdraagt.

UITBOUWEN VAN WAT ER AL IS

Dit type verandering is nodig als op één plek mooie aanpakken zijn ontwikkeld die niet doordringen tot de rest van de organisatie of als het wenselijk is als veranderingen op kleine schaal ook op grote schaal plaatsvinden. In zulke situaties gaat het erom uit te bouwen wat er al is. Onderzoek is er dan op gericht om goede voorbeelden op te sporen en deze zo mogelijk toe te passen op andere plekken in de organisatie. Het spannende bij dit type onderzoek is dat wanneer iets werkt op plek A het niet vanzelfsprekend hoeft te werken op plek B. Praktijkonderzoek kan bijdragen aan het beter begrijpen hiervan (waarom werkt dit hier wel en daar niet?) en het kan bijdragen aan het toepassen van oplossingen van de ene plek op een andere plaats in de organisatie (is de

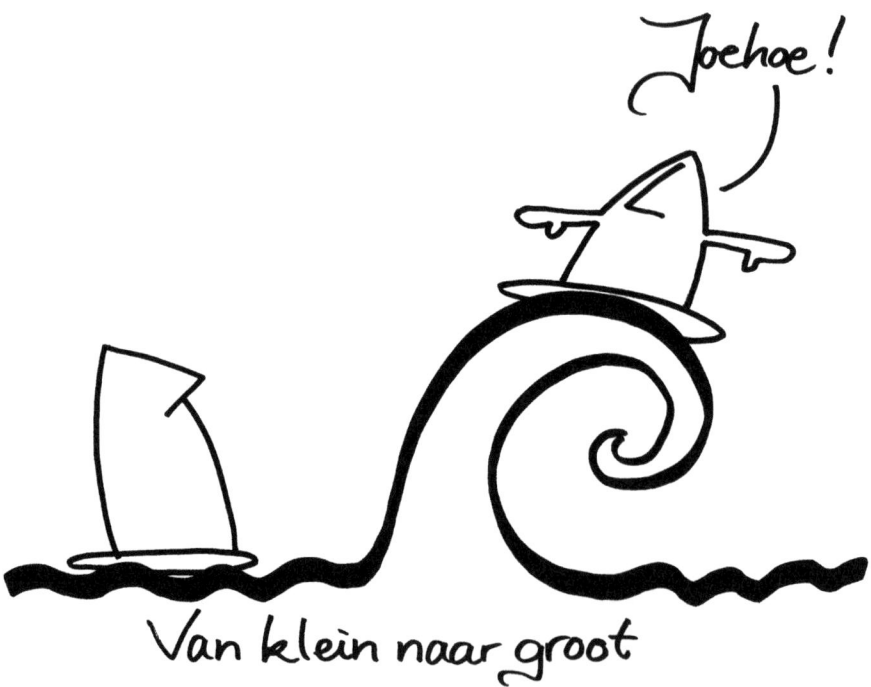

oplossing die ze daar gevonden hebben, te vertalen naar onze eigen situatie?). De beweging die dit soort onderzoek teweegbrengt, is het best te omschrijven als die 'van een kleine beweging naar een grote beweging'. Een ontwikkeling of beweging die in het klein al aanwezig is, wordt groter gemaakt en uitgebreid naar andere plaatsen.

Praktijkonderzoek gericht op het uitbouwen van wat er is, kan bovendien bijdragen aan de beweging 'van rennen naar stilstaan'. Organisaties of teams die altijd druk zijn, hebben actiegerichtheid als belangrijk talent: niet kletsen, maar doen. Het nadeel van deze dynamiek kan zijn dat er niet geleerd wordt van fouten of dat er juist niet geleerd wordt van successen. Op deze plekken is het zinvol om af en toe stil te staan bij wat er gebeurd is, wat er bereikt is en hoe dat kwam. Dat kan helpen om de dingen die goed werken verder uit te bouwen.

VERBETEREN EN VERNIEUWEN

Dit type verandering is wenselijk als een team of organisatie goed is in wat het doet en waar tegelijkertijd de vraag leeft of er misschien nog andere, effectievere manieren zijn om de doelstellingen te behalen. Dit type verandering is ook wenselijk als een team of organisatie juist helemaal niet goed presteert en er een heel andere aanpak nodig is. In beide gevallen is een verbeterslag of een vernieuwing aan de orde. Dit kan ook nodig zijn als zich een nieuwe ontwikkeling voordoet waar een team of organisatie op moet inspelen. Het is dan noodzakelijk te breken met de bestaande manier van werken en het helemaal anders aan te pakken. Onderzoek is bij dit type verandering gericht op het ontwikkelen van nieuwe manieren van werken die afwijken van de gebaande paden. De beweging die hiermee op gang komt, is 'van steeds hetzelfde naar iets anders doen'.

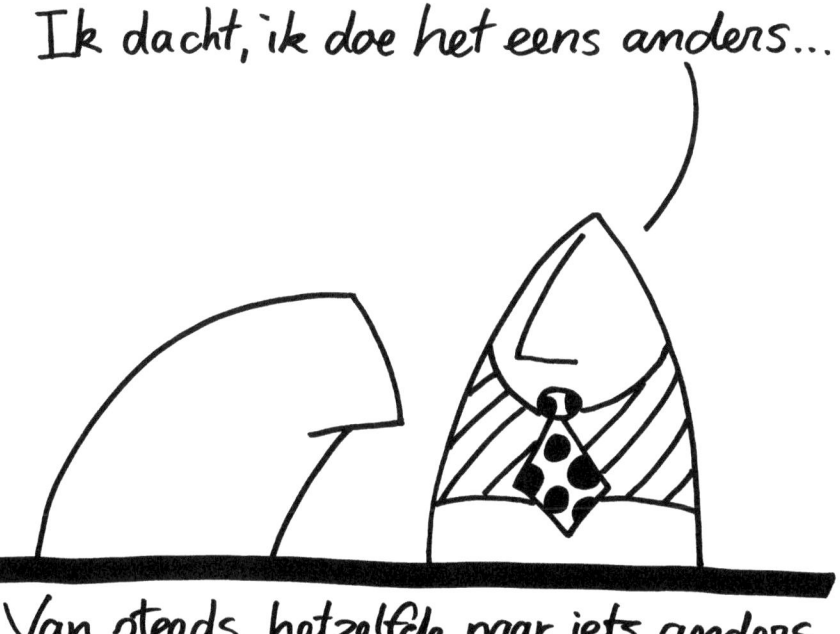

PERSOONLIJKE VERANDERING
Onderzoek leidt tot inzichten in een bepaald thema. Persoonlijke (kennis)ontwikkeling is een belangrijke opbrengst van onderzoek. Wie actief meedoet aan het onderzoek ontwikkelt daarnaast vaardigheden die ook op andere momenten van pas komen, bijvoorbeeld vragen stellen, analyseren en draagvlak creëren.

Deze typen verandering zijn te koppelen aan het ijsbergmodel uit het vorige hoofdstuk. Het gaat om het doorbreken van gewoontes in de organisatie, ofwel de patronen in het *gedrag*. Het is nodig om ze te doorbreken op het moment dat ze een ongewenst *gevolg* hebben.

Het doorbreken van patronen is niet eenvoudig. Veel mensen hebben weleens verzucht 'het dit keer echt anders te gaan doen'. Een betere balans willen tussen werk en privé; niet meer zo veel overwerken; eindelijk eens de tijd nemen om vakliteratuur te lezen. Het *willen* doorbreken van een patroon is een noodzakelijke, maar geen voldoende voorwaarde. Je moet er ook iets anders voor *kunnen*. Dit betekent dat geen van de veranderingen tot stand kan komen zonder een leerproces en ondersteuning. Op een andere manier werken, het anders aanpakken, vereist oefening en is een leerproces. Praktijkonderzoek is bedoeld om te ondersteunen bij dit leerproces door ontdekken en experimenteren, reflecteren en de kunst afkijken.

2.2 Vaststellen van uitgangspunten in het onderzoek

Een cruciaal moment in het onderzoeksontwerp is stilstaan bij de uitgangspunten of principes die helpen een keuze te maken voor een onderzoeksvraag en een onderzoeksaanpak. Uitgangspunten geven richting aan het onderzoek omdat ze verwoorden wat je als onderzoeker belangrijk vindt. Ze helpen richting te geven voordat het onderzoek start en ze helpen ook tijdens het uitvoeren van het onderzoek om te bepalen of je nog altijd op koers ligt. Deze paragraaf bespreekt enkele uitgangspunten die wij zelf vaak gebruiken in ons onderzoek. Ze kunnen helpen om een eigen lijstje van uitgangspunten te maken.

Onderzoek start vanuit echte nieuwsgierigheid
Nieuwsgierigheid zorgt ervoor dat je gedreven en met plezier aan de slag gaat met het onderzoek. Het helpt ook om later in het onderzoeksproces de motivatie vast te houden als zich hobbels op de weg voordoen. Deze vragen kunnen helpen om erachter te komen waar je nieuwsgierigheid zit:
- Voor welk probleem wil ik een oplossing vinden?
- Wat wil ik te weten komen?
- Wat wil ik leren?

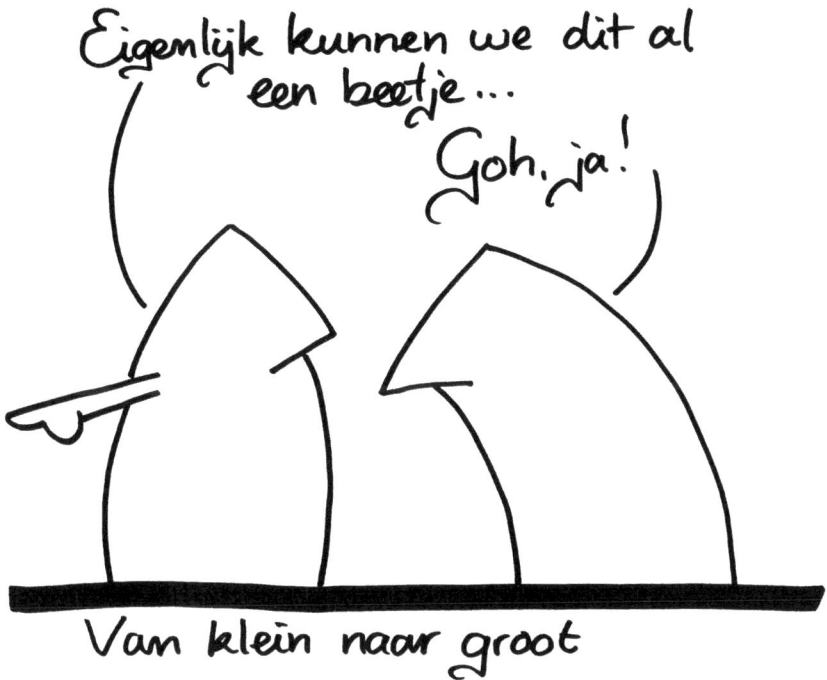

- Wat zou het onderzoek voor mij leuk maken?
- Waar héb ik iets aan?

Alles wat je aandacht geeft groeit
Dat een probleem vaak de aanleiding vormt voor een onderzoek betekent niet dat het ook de focus moet zijn. Dit uitgangspunt laat zien dat aandacht voor wat wél werkt, of wáár het wél werkt, effectiever is om een verandering in gang te zetten dan alleen aandacht voor wat er niet werkt. Als je aandacht besteedt aan het gedrag waar je meer van wilt, is de kans groot dat dat gedrag vaker vertoond zal worden. Voor het onderzoek betekent dit dat het slim is om te starten op plaatsen waar al kiemen zijn van de gewenste verandering: waar iets broeit of groeit, waar mensen energie hebben om iets te ondernemen of waar de wil aanwezig is om iets te veranderen.

Het onderzoek inrichten als een leerproces
Onderzoek waarmee je een verandering in gang wilt zetten, werkt vooral als de betrokkenen gelegenheid krijgen om te leren. Vanuit deze gedachte kun je ervoor kiezen het onderzoek in te richten als een leerproces. Veel mensen leren door directe ervaringen, door het ondernemen van activiteiten of door iets uit te zoeken. Het zelf houden van interviews, meedenken in de analyse of meewerken aan het eindproduct draagt bij aan het leerproces en daarmee aan de verandering.

2.3 Bepalen van de onderzoeksvragen

De onderzoeksvraag is de kapstok voor het onderzoek. De onderzoeksactiviteiten die daarna plaatsvinden, dragen gezamenlijk bij aan een antwoord op deze vraag. Omdat het doel van het onderzoek is een verandering teweeg te brengen, is het zaak om onderzoeksvragen te kiezen die aansluiten bij die verandering en die meteen helpen het gewenste leerproces op gang te brengen. Een 'hoe komt het'-vraag levert een analyse op van hoe iets werkt. Als verandering het doel is, is het effectiever om een 'waar werkt het al'-vraag te stellen. Zo'n vraag zorgt namelijk voor energie en leren tijdens het onderzoek.

Neem het voorbeeld van Willem en Jennifer uit hoofdstuk 1: het ziekteverzuim is hoog en er moet iets gebeuren. Een mogelijke onderzoeksvraag is dan: 'Hoe komt het dat het ziekteverzuim in mijn organisatie zo hoog is?' Met zo'n vraag komen oorzaken van het probleem aan het licht. Mensen vertellen bijvoorbeeld dat ze lichamelijke klachten hebben, dat het werk veel stress oplevert of dat de sfeer in het bedrijf niet goed is. Met zo'n vraag wordt duidelijk hoe het zit in de perceptie van de bevraagde. Dit leidt nog niet tot verandering. Een vraag die meteen al verandering op gang brengt, is: 'Welke teams wisten het ziekteverzuim terug te dringen?' Hiermee komen de plaatsen in de organisatie in beeld waar het probleem mogelijk opgelost is. Dat is motiverend voor degenen die dat gelukt is en kan anderen helpen om dezelfde succesfactoren toe te passen. Hierbij is het wel van belang om het team dat gebruik wil maken van deze succesfactoren te begeleiden bij het toepasbaar maken voor hun eigen situatie. Als hier geen oog voor is, kan dat gemakkelijk leiden tot demotivatie: 'Mooi hoor, maar dat gaat hier niet werken, bij ons is de situatie heel anders'.

We onderscheiden drie typen onderzoeksvragen: beschrijvende vragen, verklarende vragen en ontwerpende vragen.

BESCHRIJVENDE VRAGEN

Beschrijvende vragen zijn nuttig om het onderwerp van onderzoek te verkennen. Ze dragen bij aan het in kaart brengen van het onderwerp. Vaak vormt zo'n vraag het startpunt van een onderzoek. Voorbeelden van beschrijvende vragen zijn: 'Hoe werkt dit hier?', 'Op welke plekken lukt het al?', 'Waar zien we hier vandaag al goede voorbeelden van?' of 'Wat is hier nu eigenlijk aan de hand en wie heeft daar last van?' Beschrijvende vragen gaan over het hier en nu. Een bepaald type beschrijvende vragen bestaat uit vergelijkende vragen. Die vragen niet naar een beschrijving van één situatie of probleem, maar van meerdere. Daarbij wordt ingezoomd op overeenkomsten en verschillen tussen de beide situaties. Bijvoorbeeld: 'Hoe verschilt de aanpak in dit team dat zo goed presteert van de aanpak in dat andere team waar het minder gaat?'

VERKLARENDE VRAGEN

Verklarende vragen helpen om de oorzaken van het probleem of succes te achterhalen. Deze vragen starten daarom vaak met 'waarom'. 'Waarom is dit project zo goed gelukt?' en 'Hoe komt het dat dit probleem is ontstaan?' zijn voorbeelden van verklarende vragen. Deze vragen zijn moeilijker te beantwoorden dan beschrijvende vragen omdat ze zoeken naar iets 'onzichtbaars'.

Meestal volgt een verklarende vraag dan ook op een beschrijvende vraag. Verklarende vragen kunnen ook vergelijkend zijn. In dat geval wordt de situatie vroeger met die van nu vergeleken of één team met een ander team. Zo'n vraag is bijvoorbeeld: 'Wat maakt dat dit probleem bij dat team niet optreedt?'

ONTWERPENDE VRAGEN

Ontwerpende vragen zijn bedoeld om nieuwe oplossingen voor een probleem te vinden. Deze vragen kunnen beginnen met: 'Hoe kunnen we...' Bijvoorbeeld: 'Hoe kunnen we deze kansen beter benutten?' of 'Hoe kunnen we beter inspelen op de toenemende klantvraag?' Ontwerpend onderzoek richt zich vooral op de nabije toekomst. De uitkomst van het onderzoek is een ontwerp dat met behulp van de inzichten van beschrijvende of verklarende vragen is gemaakt. Tijdens en na het testen van dit ontwerp is het mogelijk om ook evaluerende onderzoeksvragen te stellen, die helpen vast te stellen of het ontwerp heeft opgeleverd wat de bedoeling was. Naast het concrete ontwerp levert dit soort onderzoek ook ontwerpkennis op. Dit is de kennis over de manier waarop het probleem in dit geval is aangepakt. Die kennis kan helpen bij het oplossen van andere, soortgelijke problemen.

Bij een onderzoeksvraag horen subvragen die helpen de hoofdvraag stap voor stap te beantwoorden. Voor een uitgebreid onderzoek met drie hoofdvragen (een beschrijvende vraag, een verklarende vraag en een ontwerpende vraag) kunnen de hoofd- en subvragen er bijvoorbeeld zo uitzien:
- Waar in onze organisatie is het ziekteverzuim laag? (hoofdvraag 1: beschrijvende vraag)
  - Wat verstaan we hier onder ziekteverzuim?
  - In welke teams is het ziekteverzuim lager dan een tijd geleden?
- Wat maakt dat op deze plekken het verzuim laag is? (hoofdvraag 2: verklarende vraag)
  - Welke bevorderende en belemmerende factoren kenmerken de aanpak van deze teams?
  - Welke principes liggen ten grondslag aan hun succes?
- Hoe kunnen andere afdelingen hiervan leren? (hoofdvraag 3: ontwerpende vraag)
  - Is de aanpak van team A toepasbaar te maken voor team B?
  - Hoe kunnen we deze teams ondersteunen bij het toepassen van de gevonden principes?

Veel mensen zetten onderzoek op een voetstuk. Mijn advies is juist: begin gewoon. Probeer niet je onderzoeksvraag duidelijk te hebben voor je onderzoek gaat doen. Je gaat juist onderzoek doen om daar achter te komen. Verzuip niet in het willen vinden van de precieze vraag, de juiste formulering en methode. Dat komt wel. Onderzoek is iets heel gewoons. Het is geen mystiek iets. Het is leuk, voegt toe. Het is hier en nu.

MANON RUIJTERS (doet organisatie-ontwikkelingswerk bij Twynstra Gudde)

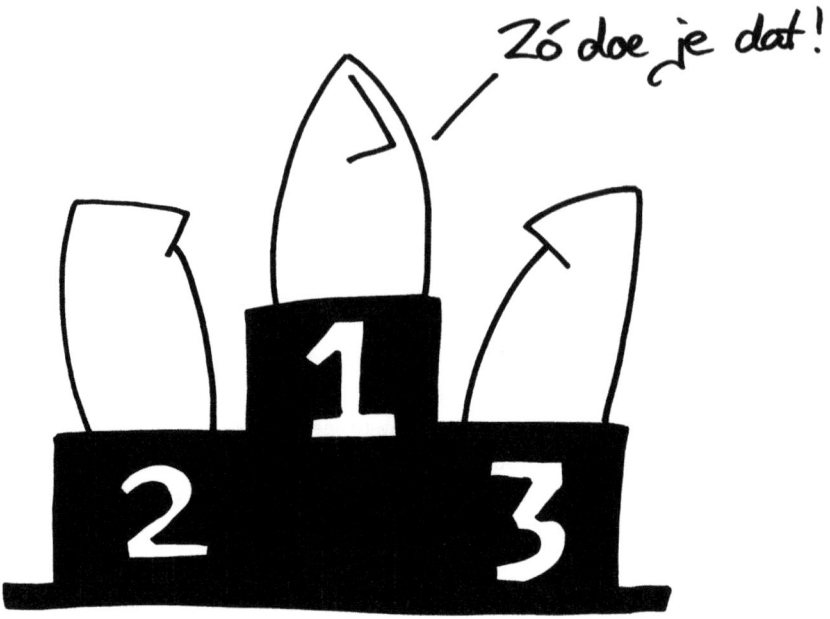

2.4 Betrokkenen bij het onderzoek

In het vorige hoofdstuk kwam naar voren dat het belangrijk is om de verschillende belanghebbenden bij het onderzoek op te sporen en te betrekken bij het onderzoek. Het is een kwestie van puzzelen wie je precies erbij betrekt en hoe je dat het best kunt doen. Sommige mensen hebben meer tijd om deel te nemen dan anderen. Of de kwaliteiten van iemand komen beter tot hun recht in de ene fase dan in een andere. Er kunnen ook strategische overwegingen zijn die maken dat je de één liever in de ene fase betrekt en een ander in een andere fase. Hieronder staan de fases van onderzoek. Sommige van deze fases zijn al besproken, andere komen in volgende hoofdstukken aan de orde. Bij elke fase staan suggesties voor het betrekken van geschikte personen.

A THEMA VERKENNEN

Dit is een fase die prettig is om samen met een maatje te doen. Het zo vroeg mogelijk uitnodigen van een maatje zorgt ervoor dat die persoon zich ook helemaal 'eigenaar' van het onderzoek kan voelen en er net zo hard voor wil gaan als de initiatiefnemer. Als je iemand gevonden hebt, is het slim samen en met anderen verkennende gesprekken te voeren waarin de punten uit het ijsbergmodel (figuur 1.1) centraal staan.

B UITGANGSPUNTEN EN ONDERZOEKSVRAGEN FORMULEREN

In deze fase is het belangrijk een opdrachtgever te hebben. Dit is iemand in de organisatie die er belang bij heeft dat het onderzoek er komt. Iemand die middelen kan vrijmaken voor het onderzoek. Die ervoor kan zorgen dat er met de uitkomsten iets gedaan wordt. Vaak is dat iemand uit de lijn. Door de onderzoeksvraag en de gewenste veranderingsrichting samen met de opdrachtgever te formuleren, kan deze er helemaal achter staan. Hij kan het onderzoek steunen op momenten dat het niet zo gemakkelijk loopt.

Bij ons onderzoek waren de begeleiders in de zorg zelf ook de onderzoekers. Dat had allerlei positieve effecten. Ze konden namelijk mensen interviewen op locaties waar ze zelf nieuwsgierig naar waren. Bovendien voelden ze zich gewaardeerd als ze uitgenodigd werden door hun managers om mee te onderzoeken. Ook de geïnterviewden voelden zich gewaardeerd omdat ze bevraagd werden. En bovendien leverde het veel informatie op!

MARIAN VAN DORST (beleidsmedewerker kennisbeleid, Reinaerde)

C ONDERZOEKSAANPAK ONTWERPEN

In deze fase is het slim om degenen te benaderen die straks als medeonderzoeker een rol kunnen krijgen. Soms is een onderzoek simpelweg te groot om alleen of samen met één ander uit te voeren. Ook als het de bedoeling is om: 1) meerdere mensen binnen de organisatie in een 'onderzoekende stand' te zetten; 2) gesprekken op gang te brengen die normaal gesproken niet zo snel gevoerd worden; of 3) verandering te bewerkstelligen op basis van de uitkomsten van het onderzoek is het noodzakelijk mensen te betrekken. Hier geldt dat naarmate zij meer betrokken zijn bij het ontwerp van het onderzoek, de kans groter is dat ze zich er ook eigenaar van voelen. Het is mogelijk om de gehele aanpak samen te ontwerpen, maar het is ook een optie om zelf – samen met een maatje – al een voorzet te doen en dit met een grotere groep door te ontwikkelen.

In deze fase is het ook belangrijk om na te denken over de interne en externe consistentie[1] van het onderzoek. Interne consistentie wil zeggen dat de aanpak systematisch is: de onderzoeksfasen volgen elkaar logisch op, hangen onderling goed met elkaar samen. Een belangrijke 'check'-vraag is bijvoorbeeld: 'Biedt de gekozen onderzoeksaanpak kans dat je antwoord op je vraag krijgt?' Externe consistentie wil zeggen dat de aanpak ook relationeel sterk is. Zorgvuldige communicatie met de betrokkenen in alle onderzoeksfasen vergroot de kans op succes. Behalve tijdens de ontwerpfase is het zinvol om de interne en externe consistentie ook tijdens de volgende fasen te blijven checken en eventueel de onderzoeksvraag of onderzoeksaanpak bij te stellen.

D GEGEVENS VERZAMELEN

In deze fase is het belangrijk om na te gaan of de keuze van de respondenten (diegenen die je bevraagt of observeert) aansluit bij de onderzoeksvraag en probleemstelling.

E ANALYSEREN

In de analyse neemt de initiatiefnemer van het onderzoek, samen met eventuele medeonderzoekers, het voortouw. Eventueel kunnen ze in deze fase de respondenten erbij betrekken.

---

1   Hier hebben we de inzichten uit het onderzoek van Kessels (1993) over interne en externe consistentie in het ontwerpen van leertrajecten toegepast op het ontwerp van onderzoek.

F VALIDEREN

In deze fase komt weer een bredere groep mensen in beeld. Personen die kunnen bevestigen of de onderzoeksanalyse volgens hen klopt én personen van wie je wilt dat ze iets met de onderzoeksresultaten gaan doen. Ook de opdrachtgever doet in deze fase actief mee. Wanneer deelnemers aan het onderzoek zich in de analyse herkennen, is een logische volgende stap om direct samen een plan te maken over toepassing van de bevindingen in de praktijk.

G PRESENTEREN AAN BREDER PUBLIEK

Dit is de fase waarin iedereen benaderd wordt die belang zou kunnen hebben bij het kennen van de opbrengsten uit het onderzoek. Niet alleen de direct betrokkenen die er al mee aan de slag zijn gegaan, maar ook diegenen die niet betrokken waren bij het onderzoeksproces en baat kunnen hebben bij de uitkomsten. Ook personen die vakinhoudelijk interesse hebben voor het thema kunnen tot de belanghebbenden behoren. Dat kunnen er veel zijn, dus het is in deze fase ook zaak om na te gaan hoe deze mensen iets van het onderzoek kunnen ervaren zonder dat er direct of intensief contact noodzakelijk is.

3

ONTWERP VAN DE ONDERZOEKSAANPAK

3.1 Kenmerken van een goede onderzoeksaanpak

3.2 Voorbeelden van onderzoeksaanpakken

3.3 Ontwerp van een bruikbare onderzoeksaanpak

3.4 Uitnodigen van de deelnemers aan het onderzoek

3

Een onderzoek kan gaandeweg nog alle vormen aannemen.

CARLOS ESTARIPPA (zelfstandig consultant bij Estarippa Consultancy)

Een onderzoeksaanpak is bedoeld als hulp voor de onderzoekers om systematisch te werk te gaan. In een onderzoeksaanpak staan de uitgangspunten voor de manier van werken (zie hoofdstuk 2), er staat in wie in het onderzoek gaan meedoen en welke methoden gebruikt worden. Omdat het steeds gaat om onderzoek waarmee niet alleen een vraag beantwoord wordt, maar waarmee ook een verandering in gang gezet wordt, moet de aanpak niet alleen afgestemd zijn op de onderzoeksvraag. Het moet ook bijdragen aan het leerproces van en de interactie tussen de betrokkenen. In dit hoofdstuk komen de volgende onderwerpen aan bod:
– kenmerken van een goede onderzoeksaanpak
– voorbeelden van onderzoeksaanpakken
– ontwerp van een bruikbare onderzoeksaanpak
– uitnodigen van de deelnemers in het onderzoek

3.1 Kenmerken van een goede onderzoeksaanpak

De opzet van een onderzoek is voor een deel te beredeneren ('Kom ik met interviews wel echt te weten wat ik wil weten? Als ik wil stimuleren dat zíj gaan leren, kunnen ze dan niet beter zelf de interviews gaan doen?'). Voor een ander deel vraagt het creativiteit. Daarnaast spelen de eigen voorkeuren van de onderzoekers een rol in het bepalen van de aanpak. Als je bijvoorbeeld net iets gelezen hebt over een interessante aanpak die het uitproberen waard is, kan dat een reden zijn om de methode in de aanpak op te nemen (als die tenminste aansluit bij de onderzoeksvraag!). En natuurlijk spelen de mogelijkheden binnen de organisatie een bepalende rol. Als er iemand dringend zit te wachten op het onderzoek is er geen tijd voor een uitgebreide reeks experimenten.

Onderzoeken is balanceren. Je loopt voorzichtig, voetje voor voetje. Het is niet mogelijk om vooraf een pad uit te zetten en dat gewoon af te lopen. Hoe je binnenkomt, wat je zegt en hoe je het aanpakt, maakt veel uit voor het resultaat. En je moet na elk stapje je evenwicht eerst hervinden. Na elke stap moet je vanaf een afstand naar jezelf kijken om te zien hoe het eruit ziet. Pas dan kun je de volgende stap bedenken.

MIEKE HIJZEN (middenbouwcoördinator en coördinator voor de ouderactiviteiten op de Valentijnschool in Delfshaven, Rotterdam)

Een goede onderzoeksaanpak: 1) leidt naar het antwoord op de onderzoeksvraag; 2) brengt een leerproces op gang; 3) is leuk om mee aan de slag te gaan; 4) is uitvoerbaar in de praktijk. De volgende aanwijzingen zijn behulpzaam bij het maken van zo'n aanpak.
- Stem de methode af op de onderzoeksvraag:
  - Als je meerdere contexten wilt onderzoeken, kun je bijvoorbeeld de werkwijze van een team vergelijken met de werkwijze van een ander team door ze te *observeren* of *groepsinterviews* te houden.
  - Als je wilt onderzoeken hoe iets verandert in de tijd, kun je een proces *reconstrueren* aan de hand van interviews met betrokkenen over de belangrijke momenten die ze hebben meegemaakt of het proces *observeren* terwijl het gebeurt op verschillende momenten.
  - Als je wilt onderzoeken of een bepaalde tool handig is voor jouw organisatie, kun je collega's vragen er eens mee te *experimenteren* en ze vervolgens *bevragen* of het behulpzaam was.
- Zorg dat de methode bijdraagt aan het leerproces van de betrokkenen:
  - Verzamel de gegevens niet individueel, maar met een *groep* mensen.
  - Geef degenen voor wie de resultaten straks van belang zijn een rol in het onderzoek.
  - Kies onderzoeksmethoden waarin mensen actief kunnen participeren en waarin ze niet enkel als 'respondent' antwoord geven op vragen.
- Maak het leuk:
  - Ga na wat je zelf leuk zou vinden of wanneer jij er zin in zou hebben.
  - Bedenk iets dat spannend is en 'nooit eerder vertoond'.
  - Bouw het onderzoek op rond een metafoor die helpt om de onderzoeksmethoden een bijzondere invulling te geven (circus, café, reis).
- Vergroot de haalbaarheid:
  - Begin klein. Deel bijvoorbeeld het onderzoek in fases op en begin gewoon met fase 1. Als het helpt om de gewenste verandering in gang te zetten, ontstaat vanzelf zin in fase 2.
  - Zorg dat het onderzoek direct opbrengsten heeft. Formuleer hiertoe de opbrengsten ook in de vorm van producten voor de praktijk.

Geen antwoord is ook een antwoord
Tijdens een onderzoek doen zich altijd obstakels voor, hoe goed de aanpak ook in elkaar zit. Het lukt niet om een antwoord op de vraag te vinden. Of het lukt niet om een leerproces op gang te brengen. Dat betekent meestal niet dat er in de uitvoering iets mis is gegaan. Soms zijn deze inzichten zelfs de belangrijkste 'oogst' van het onderzoek. Dit maakten wij mee in een onderzoek waarin we senior medewerkers wilden interviewen over hun volgende ontwikkelstappen. In de eerste gesprekken zeiden ze dat ontwikkeling voor hen niet zo belangrijk was. Ze gaven wel aan dat ze op zoek waren naar een vrijere rol en manieren om kennis over te dragen aan jongere collega's. In onze beleving zou je dat goed als ontwikkelstappen kunnen

zien. Maar blijkbaar zagen deze medewerkers dat anders. De begrippen 'ontwikkeling' en 'leren' deden deze medewerkers vooral denken aan het volgen van opleidingen die ze niet zagen zitten. Zodra ze gevraagd werd wat ze nog graag eens uit zouden willen proberen in hun werk kwamen ze los. Dit was een belangrijk inzicht voor P&O: als ze medewerkers wilden ondersteunen bij hun ontwikkeling moesten ze andere taal gebruiken dan ze voorheen deden.

3.2 Voorbeelden van onderzoeksaanpakken

Hieronder staan drie voorbeelden van onderzoeksaanpakken van onderzoekers uit de praktijk. Het eerste, een actie-onderzoek op een school in Rotterdam, laat zien hoe het mogelijk is om voor jezelf het proces op een aantrekkelijke manier te organiseren. Deze onderzoeker organiseerde regelmatig bijeenkomsten met haar collega's die actie-onderzoek deden in dezelfde school. Ook is het een mooi voorbeeld van hoe het máken van iets tijdens het onderzoek (in dit geval grote vellen met afspraken) helpt om een verandering in gang te zetten.

Het tweede onderzoek, een onderzoek naar *flow* van docenten en studenten, laat zien hoe goed het werkt als een onderzoeker de eigen nieuwsgierigheid als startpunt neemt. Zo kan een onderzoek bijdragen aan je eigen ontwikkeling.

Het derde voorbeeld laat zien hoe onderzoek heeft bijgedragen aan het ontwikkelen van nieuwe vormen van leren binnen een ministerie.

Mieke Hijzen (middenbouwcoördinator en coördinator voor de ouderactiviteiten) deed actie-onderzoek op de school waar zij werkt in Rotterdam, Delfshaven

Wat was het probleem?
"Bij ons zitten kinderen met diverse achtergronden: Turks, Marokkaans-Berbers, Marokkaans-Arabisch, Antilliaans en nog veel meer. Om met elkaar te kunnen communiceren, is de voertaal op school Nederlands. We hebben een ouderkamer waar ouders – in de praktijk zijn het vooral de moeders – met elkaar praten over de ontwikkeling van hun kinderen, nadat ze hun kind naar de klas gebracht hebben. Het viel mij op dat tijdens die ontmoetingen nauwelijks Nederlands gesproken wordt. Als wij ouders daarop aanspraken, voelden ze zich beledigd. Ik wilde graag uitzoeken wat er precies aan de hand was."

Hoe pakte je dat aan?
"Ik heb een paar interviews gehouden om na te gaan hoe ouders denken over de ouderkamer en of ze weten waarvoor het bedoeld is. Waar ik achter kwam, was dat veel moeders zich niet thuis voelen in Nederland én niet in het land waar ze opgegroeid zijn. Het zat hen ook dwars

dat op school geen tijd is om onderwijs in de eigen taal te geven. Het onderwerp maakte veel los bij de moeders. Met een groep ouders hebben we een volgende stap gezet. We maakten grote vellen met daarop afspraken over hoe de ouderkamer een prettige plek kan worden waar iedereen zich welkom voelt. Zoals: we proberen met elkaar te praten; voor wie het niet kan verstaan, vertalen we het gesprek; we spreken Nederlands. Ook hebben we gezocht naar een andere plek voor de moeders waar ze met elkaar kunnen praten in de eigen taal."

Wat leverde het op?
"Door het onderzoek is het onderwerp nu bespreekbaar. Eerst speelde het vooral in de wandelgangen, nu is het echt onderwerp van gesprek. De ouders zoeken elkaar nu zelf ook op voor andere discussies. Op dit moment bijvoorbeeld over het kerstfeest, hoe ze erover denken om dat mee te vieren op school. Ze zijn op eigen initiatief dat gesprek gestart en praten met elkaar in het Nederlands."

Wat heeft jou geholpen tijdens het onderzoek?
"Wat mij hielp, waren de momenten waarop ik kon sparren met het groepje collega's dat ook met actie-onderzoek bezig was. Een groep mensen die je kunt vertrouwen en bij wie je je kwetsbaar op kunt stellen. Je collega's zijn je 'critical friends'. Je vertrouwt elkaar en mag ook kritische vragen stellen. Dat zorgt voor een veilige omgeving waar je kunt leren."

Jacobien Phaff deed haar afstudeeronderzoek naar *flow*, ze wilde per se dat de resultaten niet in een la zouden belanden
"Ik wilde dat mijn onderzoek iets zou betekenen voor de praktijk. Het ging over 'flow tijdens onderwijservaringen'. Flow is een moment dat je de tijd vergeet, alles lukt, alle puzzelstukjes in elkaar passen, je helemaal opgaat in wat je doet.
Het waarderend actie-onderzoek bestond uit workshops waarin studenten en docenten elkaar interviewden over flow-ervaringen in het onderwijs. Ze reflecteerden op hun ervaring en gingen na wat hun in de situatie had geholpen. Met die inzichten keken we of we een probleem van één van de docenten of studenten (bijvoorbeeld: 'Het lukt niet om de aandacht van studenten vast te houden') konden aanpakken door het toepassen van de gevonden succesfactoren.
Het mooie was dat de gesprekken tussen de studenten en docenten zelf al veel opleverden. Ze kregen meer begrip voor elkaar. Een student zei: 'Ik dacht altijd dat docenten het geweldig vonden om college te geven voor zo'n grote zaal. Maar ik ontdek nu dat zij precies hetzelfde willen als ik: met elkaar sparren, mij leren kennen'. En een docent zei: 'Ik ben geïnspireerd en heb allerlei ideeën om studenten meer aangehaakt te houden'. De bevindingen hebben we vertaald in lesmateriaal voor docenten van de TU-Delft.
Het beste advies dat ik kreeg, was eigenlijk een vraag. Een collega vroeg waar ik onderzoek naar wilde doen. Ik zei: 'Maakt niet uit, ik wil aansluiten bij een vraag uit een organisatie, die daar leeft'. 'Nee', zei hij: 'Als je echt je aller-allergrootste hartenwens zou mogen vervullen

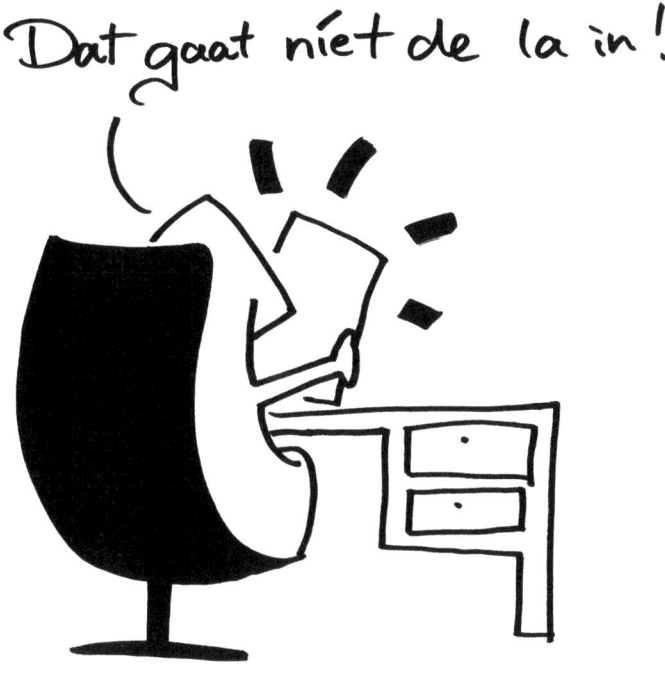

qua onderzoek, waar zou je dan onderzoek naar doen?' Dat was naar flow. En dat is het uiteindelijk ook geworden. Eigenlijk werkt het dus zo: als jij vindt dat iets belangrijk is, dan wordt het ook belangrijk. En dan is dat niet alleen voor jou zo, maar ook voor anderen!"

Carlos Estarippa, zelfstandig consultant, deed een onderzoek naar werkplekleren binnen het Ministerie voor Buitenlandse Zaken (alwaar hij toen hoofd P&O was)
"We wilden eens iets anders proberen om leren te stimuleren. Niet nog meer opleidingen aanbieden, maar juist het bewustzijn vergroten dat leren meer is dan opleiden. We wilden de reflex 'leren is opleiden' ontmoedigen en er iets nieuws voor in de plaats bieden.
We begonnen met interviews. Telkens met twee personen van een afdeling tegelijkertijd. Dat werkte heel goed, mensen gingen ook elkaar als vanzelf bevragen. Door de interviews werden zij zich meer bewust van hoe zij leerden. Na acht interviews hebben we alles samengevat en geanalyseerd samen met de geïnterviewden. Toen zijn we verder gaan kijken: welke interventies kunnen we nu doen om werkplekleren te ondersteunen? We zijn met een pilot gestart waarin we uitprobeerden welke interventies het leren stimuleren.
Omdat het een pilot was, konden we vooraf niet precies vastleggen wat we gingen doen. Maar als je potentiële deelnemers helemaal niets uitlegt, vinden ze dat moeilijk. Dus hebben we besloten wel aan te geven welke stappen we met ze wilden maken: verkennen hoe er geleerd

wordt, dit samen bespreken, ontwerpen van het pilotproject en tot slot evalueren en terugkijken. Hier hebben we een brochure over gemaakt en daarmee zijn we de boer op gegaan.

Eén afdeling was enthousiast om mee te doen. Uit de verkenning kwam naar voren dat mensen van deze afdeling meer met elkaar wilden sparren. Toen hebben we zogenaamde 'speedsparringkaartjes' gemaakt. Iedereen kreeg er drie. Daarop stond: 'Wil jij binnenkort eens met mij sparren over ...?' en de opdracht om de komende maanden in elk geval die drie kaartjes te gebruiken. Ook hadden we kaartjes waarmee je iemand kon uitnodigen voor een kijkje in de keuken. Daarnaast hebben we een menukaart gemaakt. De gedachte was: tijdens de pilot zit je in het leerrestaurant en je mag bestellen wat je wilt. Op het menu staan de 'gerechten', variërend van een dag training tot een kort telefoongesprekje. Dit werkte goed. Men kwam zelf ook met ideeën en op een gegeven moment was er zelfs een intekenkaart voor sparmomenten gemaakt.

Toen de afdeling het ineens heel druk kreeg, zetten we het onderzoek op een lager pitje. Maar we bleven wel kleine dingen doen. Ik ben bijvoorbeeld een keer op 'leerinspectie' geweest. Ik ging alle deuren langs en vroeg: 'En, hoe gaat het met het leren?' Een andere keer heb ik kaartjes gemaakt met uitspraken over leren en die op alle bureaus gelegd."

3.3 Ontwerp van een bruikbare onderzoeksaanpak

Het is niet goed mogelijk om een kant-en-klaar stappenplan te geven voor het ontwerpen van een aanpak. Hieronder staan enkele handreikingen die kunnen helpen om tot een aanpak te komen.

Samen met anderen ontwerpen
Het is voor de meeste mensen moeilijk om in hun eentje creatieve aanpakken te bedenken. Het helpt dan ook om het ontwerp samen met anderen te maken. Een bijkomend voordeel is dat je op die manier ook weer nieuwe mensen bij het onderzoek betrekt. Je kunt ze bijvoorbeeld uitnodigen voor een bijeenkomst waarin je samen werkt aan het ontwerp van het onderzoek. Bij het samenstellen van een ontwerpteam is het slim om een gevarieerde groep mensen bij elkaar te brengen met verschillende talenten. Denk aan iemand die:
- heel systematisch werkt en ervoor kan zorgen dat de onderzoeksaanpak logisch volgt uit de onderzoeksvraag en de beweging die je wilt stimuleren;
- altijd honderd ideeën heeft en van alles iets leuks weet te maken;
- strategisch denkt en in het oog houdt wie in elk geval betrokken moet worden tijdens het onderzoek, om bijvoorbeeld draagvlak te creëren in de organisatie;
- er belang bij heeft dat het onderzoek er komt en ervoor zorgt dat de groep ook daadwerkelijk resultaat boekt.

Ruimte maken om te denken
Het is belangrijk om met deze groep mensen de ruimte te nemen om te kunnen denken. Dat kan door voldoende tijd in te plannen voor de bijeenkomst. Veeg ideeën die opkomen niet direct van tafel, wie weet hoe waardevol ze blijken te zijn. Als begeleider van een ontwerpbijeenkomst let je goed op of de sfeer zo is dat alle ideeën op tafel kunnen komen. Pas aan het einde van de bijeenkomst kun je gaan kiezen welke onderzoeksmethoden het best passen bij de vraag en de verandering die wordt beoogd.

Inspiratiebronnen erbij halen
Naast de kennis en ervaring van degenen die samen de onderzoeksaanpak ontwerpen, kan het behulpzaam zijn om wat inspiratiebronnen mee te nemen naar de ontwerpbijeenkomst. Inspirerende artikelen, voorbeelden van onderzoek of boeken met verschillende onderzoeksmethodes. Dit soort inspiratiebronnen kun je bijvoorbeeld groot afdrukken, illustreren met een plaat en ophangen in de ruimte.

Een ontwerpbijeenkomst organiseren
Hieronder (tabel 3.1) staat een voorbeeld van een draaiboek voor een ontwerpbijeenkomst met daarin de belangrijkste onderwerpen die aan de orde kunnen komen.

Tabel 3.1: Voorbeeld van een draaiboek voor een ontwerpbijeenkomst

Tijd	Onderwerp	Meenemen als inspiratiebron
...	*Kennismaken*	
...	*De onderzoeksvraag en de beoogde verandering* Toelichten van de onderzoeksvraag en de verandering die je voor ogen hebt. Wat roept dit op bij de aanwezigen? Kunnen jullie het samen nog aanscherpen?	Flip-over met vraag en in gang te zetten verandering.
...	*Uitgangspunten bedenken* Met elkaar bedenken welke uitgangspunten je centraal wilt stellen. Dat maakt het makkelijker om straks de onderzoeksmethoden te kiezen.	Voorbeelden van uitgangspunten in hoofdstuk 2.
...	*Bij wie willen we welke vraag onderzoeken? Wie hebben we nodig om de verandering op gang te brengen?* Hierover staat meer in de volgende paragraaf.	
...	*Welke onderzoeksmethoden passen hierbij?* Zie het volgende hoofdstuk.	Overzicht onderzoeksmethoden uit hoofdstuk 4.
...	*Check: Gaat deze aanpak een antwoord opleveren op onze vraag? Gaat deze aanpak een bijdrage leveren aan de verandering? Hebben we zin om met deze aanpak aan de slag te gaan?* Zie volgende paragraaf.	

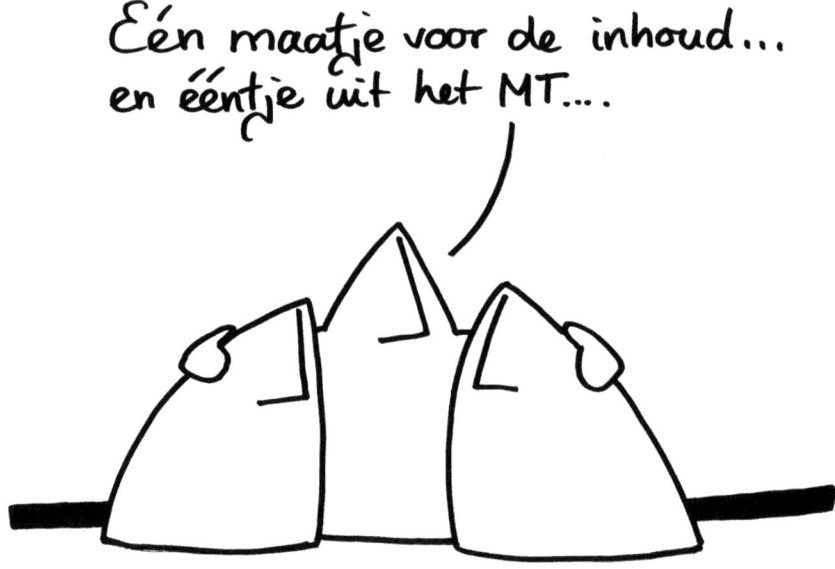

3.4 Uitnodigen van de deelnemers aan het onderzoek

Als het ontwerp van de aanpak af is, is het tijd om na te gaan welke deelnemers uitgenodigd kunnen worden om mee te doen aan het onderzoek: aan een interview, met het spelen van een simulatiespel, met een observatie, enzovoort. Bij het uitnodigen van de deelnemers spelen opnieuw twee overwegingen een rol.
1. Wie kunnen helpen om antwoord te geven op de onderzoeksvraag? Om deze personen op het spoor te komen, helpen deze vragen:
   - Wie heeft hierover kennis in huis?
   - Wie zal hierop een interessant perspectief hebben?
2. Wie kunnen bijdragen aan het op gang brengen van de gewenste verandering? Deze vragen helpen om ze op het spoor te komen:
   - Wie zou er iets van dit onderzoek kunnen leren?
   - Met wie wil ik een verandering in gang zetten?
   - Wie heeft hier belang bij?

Een manier om beide aspecten mee te nemen in het selecteren van deelnemers, is een gerichte steekproef gebruiken. Het kan dan gaan om het selecteren van[2]:

---

2 Zie Patton (1990).

- extreme gevallen
- typische gevallen
- kritieke gevallen
- politiek belangrijke of gevoelige gevallen
- gemakkelijk te benaderen gevallen

Een andere methode die interessant is voor het betrekken van mensen in het onderzoek is de sneeuwbalmethode. In dit geval is het startpunt een groep deelnemers (bijvoorbeeld geselecteerd op één van bovenstaande criteria). Nadat zij hebben meegedaan aan het onderzoek (bijvoorbeeld in een interview) over gebeurtenis x of thema y, vraag je hen naar wie zij nieuwsgierig zijn als het gaat om gebeurtenis x of thema y. Deze personen vormen dan de volgende deelnemers aan het onderzoek. Het is ook mogelijk om als onderzoeker samen met deelnemers uit de eerste groep op onderzoek uit te gaan bij de nieuwe deelnemers. Zo wordt de kennis van de eerste groep deelnemers optimaal benut en zijn ze intensief bij het onderzoek betrokken.

4

EERSTE HULP BIJ ONDERZOEK

4.1 Eerste hulp bij het organiseren van draagvlak

4.2 Eerste hulp bij de voorbereiding van de gegevensverzameling

4.3 Eerste hulp tijdens het onderzoek

4

Het onderzoeksontwerp ligt er, de volgende stap is het verzamelen van gegevens. Deze fase is vooral een kwestie van 'gewoon doen', daarom in dit hoofdstuk geen theorie of stappenplan. In plaats daarvan beschrijven we de obstakels die zich onderweg kunnen voordoen en geven we tips voor het nemen van deze hindernissen.

In de eerste paragraaf staan situaties die zich kunnen voordoen nog voordat de gegevensverzameling begonnen is. De tweede paragraaf laat zien welke stappen helpen bij een goede voorbereiding van de gegevensverzameling. De derde paragraaf beschrijft problemen die op kunnen treden bij het zoeken van deelnemers en stelt veelvoorkomende problemen tijdens de gegevensverzameling aan de orde.

4.1 Eerste hulp bij het organiseren van draagvlak

Zeker bij onderzoek dat als doel heeft een beweging in gang te zetten, is het nodig om draagvlak binnen de organisatie te hebben. Dat is niet altijd makkelijk. Jij wilt wel, maar de rest ziet het niet zitten. Of het blijkt lastig te zijn om tijd vrij te maken.

'Ik wil wel, maar de rest ziet het niet zitten'
Jij, de initiatiefnemer van het onderzoek, wil wel, maar het lukt niet om collega's en management te overtuigen van het nut van een onderzoekende aanpak voor een bepaald vraagstuk. Ze vinden het veel efficiënter om een adviseur in te huren want niemand heeft er de tijd voor. Je hebt al geprobeerd om ze met argumenten te overtuigen, maar dat lukt niet. Ook voor externe adviseurs speelt dit. De opdrachtgever nodigt je uit om mee te denken over een oplossing voor een bepaald probleem en de adviseur stelt een onderzoek voor als methode om het probleem op te lossen. Dat kan weerstand oproepen.

Het is belangrijk om deze weerstand serieus te nemen: collega's, een manager of de opdrachtgever kunnen goede redenen hebben om het niet te willen omdat zij vanuit hun ervaring anders tegen de zaak aankijken. Dan is iemand overtuigen van jouw standpunt niet altijd de effectiefste reactie. Een manier om hierop te reageren is om de weerstand te benoemen en aan te geven dat je die begrijpt. Probeer jezelf in de ander te verplaatsen en je eigen standpunt even los te laten. Daardoor voelen mensen zich gehoord en begrepen. Als je de discussie aangaat, plaats je jezelf tegenover iemand, terwijl je juist *naast* iemand wilt staan. Op het moment dat iemand zich gehoord voelt, is het makkelijker om deze persoon te bevragen op de bezwaren die hij of zij heeft. Vraag door, luister en vat samen, zonder met tegenargumenten te komen. Wees niet te snel tevreden: achter één reden zitten er vaak nog meer. Het is goed mogelijk om de vraag:

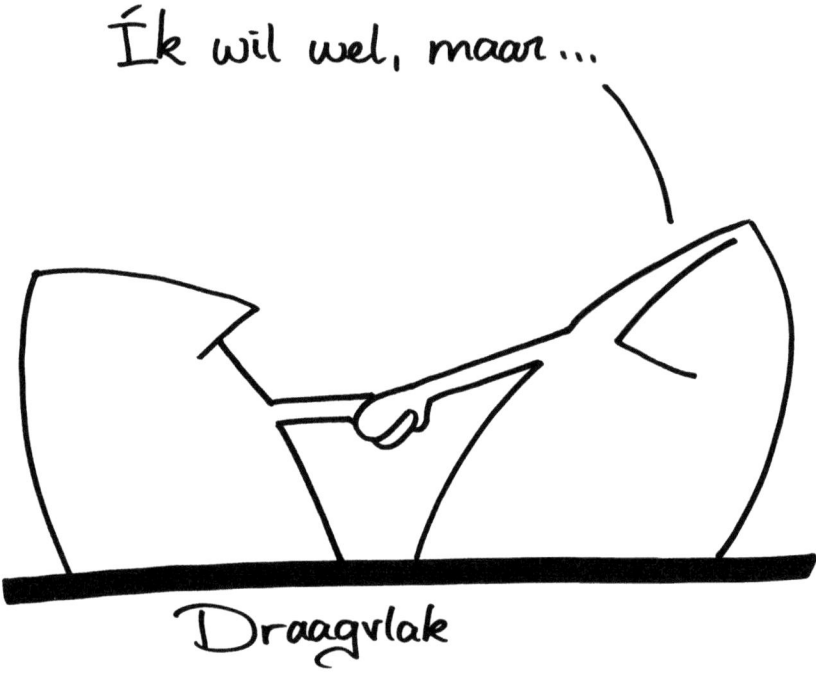

'Wat maakt dat je dit belangrijk vindt/dit denkt?' meerdere keren te stellen, net zolang tot de kern van het bezwaar in beeld komt.

Vraag vervolgens: 'Hoe zou jij dit onderzoek inrichten zodat we minder last hebben van deze bezwaren én de positieve elementen behouden?' Of: 'Wat zou het voor jou de moeite waard maken?' Op die manier zet je iemand in de 'meedenk-stand'. Erken de ideeën van de ander ('ja, goed idee!') en voeg jouw ideeën daaraan toe. Niet door ze tegenover deze ideeën te zetten ('ja, maar'), maar ernaast ('en ook').

'Ik krijg er de tijd niet voor'
Je hebt mensen enthousiast gekregen voor het onderzoek, maar krijgt er nauwelijks tijd voor. Of als extern adviseur heb je zelf wel de tijd, maar je maatje in de organisatie niet. Misschien kun je in dat geval eens kritisch kijken naar de hoeveelheid tijd die nodig is voor dit onderzoek. Wellicht is het mogelijk om het onderzoek iets anders in te richten. Of misschien zijn er momenten dat je degenen die je wilt interviewen sowieso al spreekt (in een teamvergadering, bij het koffiezetapparaat). In dat geval is het mogelijk om tijdens die momenten al enkele interviewvragen te stellen. Kortom, probeer het onderzoek te integreren in het werk. Dat kan door het onderzoek op te knippen in kleine stukken. Als mensen na het eerste gedeelte horen wat het opgeleverd heeft, raken ze misschien nieuwsgierig en willen ze meedoen aan het vervolg. Houd in gedachten dat onderzoek om dingen in beweging te zetten niet groots en ingewikkeld hoeft te zijn. Kleine interventies kunnen veel effect hebben.

4.2 Eerste hulp bij de voorbereiding van de gegevensverzameling

Voor een onderzoek zijn deelnemers, of respondenten, nodig. Soms is het vinden van respondenten lastig. En soms duurt het maken van afspraken zo lang dat het onmogelijk lijkt de onderzoeksplanning nog te halen. Het kan ook gebeuren dat de organisatie onderzoeksmoe is en niemand zich wil laten interviewen. Op deze en andere punten gaat deze paragraaf dieper in.

'Afspraken maken duurt zo lang'
Dit is een veelvoorkomend probleem. Iedereen is druk en heeft een volle agenda. Hier zijn twee opties. De eerste is om opnieuw naar de planning te kijken en je af te vragen hoe belangrijk het is om die te halen. Misschien is de druk die je jezelf oplegt niet noodzakelijk. Bespreek dit met de opdrachtgever van het onderzoek. De tweede optie is om nog eens kritisch naar de aanpak te kijken en te beslissen wat wel en wat niet noodzakelijk is, en of een kleine aanpassing in de aanpak het misschien haalbaarder maakt. Groepsinterviews zijn bijvoorbeeld moeilijk te plannen. Hier kun je dan duo-interviews van maken. En je kunt je afvragen of het echt zo belangrijk is om al die twintig mensen te spreken of dat met acht interviews ook voldoende duidelijk wordt wat er speelt. Een mogelijkheid is ook om een 'guerilla-onderzoek' te doen, waarbij je een dag meeloopt in de organisatie en tussen de bedrijven door mini-interviews afneemt.

'Mijn organisatie is onderzoeksmoe'
Als de organisatie al veel onderzoekers over de vloer heeft gehad, kan het zijn dat men 'onderzoeksmoe' is. 'Niet wéér een interview...' of 'Dat levert toch niet veel op' zijn enkele mogelijke reacties die hierop duiden. In zulke gevallen kan het helpen om het gesprek geen interview te noemen, maar in plaats daarvan iemand te vragen om eens met je mee te denken over hoe je probleem x zou kunnen aanpakken. Mensen zijn vaak niet gewend dat een onderzoeksgesprek ook een ontwerpend karakter kan hebben en vinden dat meestal verrassend en interessant. Het gaat erom dat je erachter komt op welke manier een gesprek de ander iets op kan leveren. Niet na afloop van het onderzoek, maar al *tijdens het gesprek*. Voor de één kan een opbrengst zijn een reflectie op de eigen werkpraktijk, terwijl het een ander gaat om het opdoen van nieuwe ideeën en plannen. Probeer te achterhalen wat de ander belangrijk vindt en richt het gesprek op deze manier in. De ervaring leert dat als je deelnemers een boeiend gesprek hebben gehad, dit vanzelf gaat rondzingen.

Het kan ook zijn dat het houden van interviews in deze organisatie op dit moment even niet past. Ga dan op zoek naar andere methoden. Voor inspiratie zie hoofdstuk 5.

'Ik krijg geen toestemming om mee te lopen en te observeren'
Soms vinden mensen het onplezierig als ze de vraag krijgen of je ze een dag kan observeren. Of ze zien er het nut niet van in. Wat in zo'n geval kan helpen, is om het minder zwaar te maken. Niet van tevoren plannen met wie je op welke dag kunt meelopen,

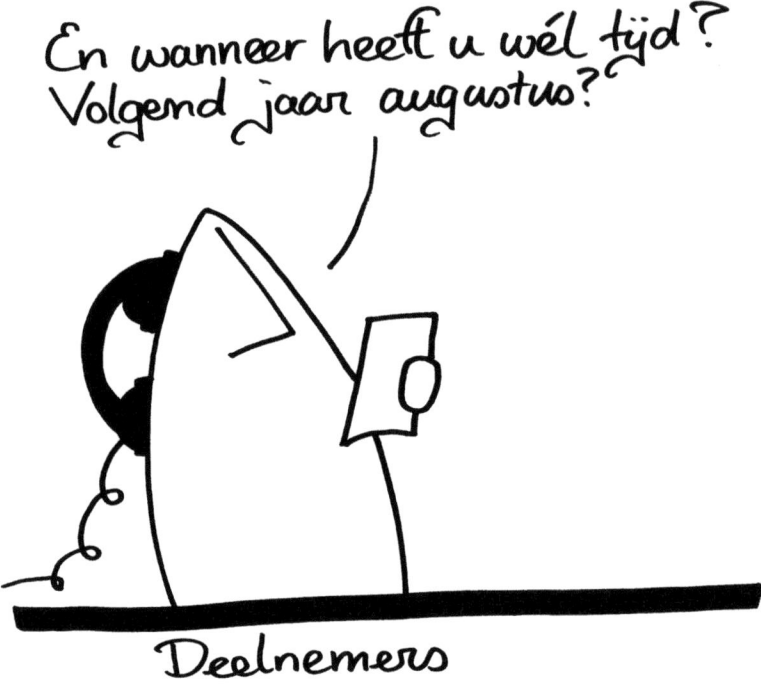

maar tussen de bedrijven door vragen: 'Wat ga je straks doen, mag ik eens met je meekijken?' Het zal blijken dat de meesten het erg leuk vinden als je even met ze meewerkt. Jij kijkt als onderzoeker vanuit een ander perspectief naar hun werk. Je merkt dingen op die voor anderen zo vanzelfsprekend zijn dat zij zich er niet meer bewust van zijn. Ook hier geldt weer: als je eenmaal één of twee mensen hebt geobserveerd en zij hebben er een goede ervaring aan overgehouden, horen anderen dit ook en ontstaat bijna vanzelf een nieuwe groep gegadigden.

'Mijn medeonderzoekers hebben weinig ervaring'
Je hebt mensen gevonden die graag mee op onderzoek uit willen gaan, maar zij hebben weinig ervaring met het doen van onderzoek. Je ziet al voor je dat straks elk interview uitmondt in een discussie of dat er nooit wordt doorgevraagd. In dit geval is het noodzakelijk om de onderzoekscapaciteiten van het onderzoeksteam te versterken. Dit kan op verschillende manieren:
- Een oefensessie houden om bijvoorbeeld de interviewleidraad uit te proberen en elkaar na afloop feedback geven. Als dat gevoelig ligt, is het ook het overwegen waard om een externe facilitator in te schakelen.
- Interviews altijd in duo's doen. Dat is sowieso handig omdat er dan iemand is om te observeren en om te noteren wat er wordt gezegd. Door zo een paar keer samen op te trekken, leer je de kneepjes van het vak.

'Hoe bereid ik me goed voor op het afnemen van interviews?'
De eerste stap bij het doen van interviews is het maken van een goede interviewleidraad. Daarin staan de belangrijkste vragen die je wilt stellen en aanknopingspunten om door te vragen. Goed scherp krijgen wat je te weten wilt komen, is de kern van het interviewen. Daarnaast is het belangrijk om aan het begin van het gesprek iets over het onderzoek te vertellen: dan weet de geïnterviewde wat van hem verwacht wordt. Zeg daarbij ook waarom je juist *deze* persoon graag wilt spreken: is dat vanwege specifieke ervaring, kennis, creatieve ideeën of inzicht in het probleem? Vuistregels tijdens het interview zijn: stel open vragen, vraag door, vat veel samen om te checken of je het goed begrepen hebt en vraag naar concrete voorbeelden. Tabel 4.1 geeft een overzicht van vragen die goed werken en vragen die niet werken.

Starten met een oefeninterview is een goed begin. Dit interview doe je met iemand die je al kent of vertrouwt. Vraag om feedback over de manier waarop je interviewt. Zo'n oefeninterview vervult de functie van een 'pilot'. Een pilot geeft je de kans om de vragen bij te stellen voor de volgende interviews van start gaan. Samen met een ander het interview doen, is ook altijd slim. Als de één even stilvalt, kan de ander het gesprek overnemen. Bovendien heb je dan een collega met wie je het gesprek kunt nabespreken – dat levert altijd nieuwe inzichten op.

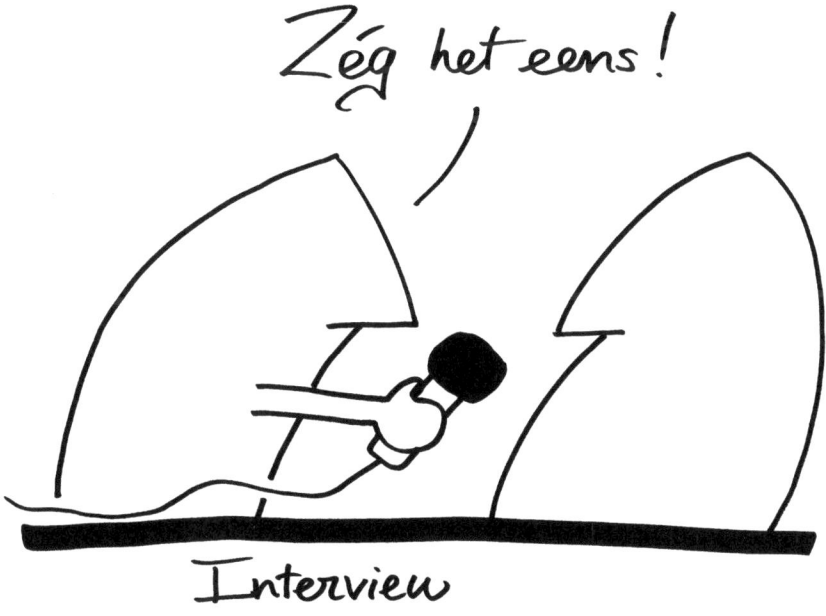

'Hoe bereid ik me voor op de begeleiding van een groep?'
De onderzoeksmethoden die je gebruikt bij praktijkonderzoek vragen niet alleen onderzoeksvaardigheden, maar vereisen vaak ook dat je een groepsgesprek begeleidt. Dat

kan spannend zijn. In dat geval kan het helpen om het met iemand samen te doen. Of om het een keer te oefenen met een groep mensen die je goed kent en bij wie je je veilig voelt. Een draaiboek met de stappen die je wilt volgen tijdens de onderzoeksactiviteit kan houvast geven. Daarin kunnen ook enkele vragen staan die je kunt stellen als het gesprek even niet loopt.

4.3 Eerste hulp tijdens het onderzoek

Er is draagvlak, er zijn deelnemers en het is tijd voor de daadwerkelijke gegevensverzameling. Ook daar kan het voorkomen dat het niet soepel loopt. Bijvoorbeeld omdat de geïnterviewde aan één stuk door kletst en jij er geen vraag tussen kan krijgen. Of er vallen juist lange stiltes. Het kan ook dat het gesprek weinig concreet wordt. Niet alleen bij interviews, ook bij andere methoden kunnen problemen optreden: mensen vullen de vragenlijst of hun logboek niet in. Of ze vinden het spel dat je hebt ontworpen onzinnig omdat 'het in het echt heel anders is'.

'Ik zit iemand te interviewen die aan één stuk door praat'
Op zich is het heel prettig als iemand veel praat: blijkbaar heeft deze respondent veel te vertellen. Alleen past het niet helemaal bij hetgeen waar jij naar op zoek bent. Er zijn verschillende manieren om naar dit probleem te kijken. Ten eerste kan het goed zijn om de persoon niet te onderbreken en eerst eens goed te luisteren naar wat hij zegt.

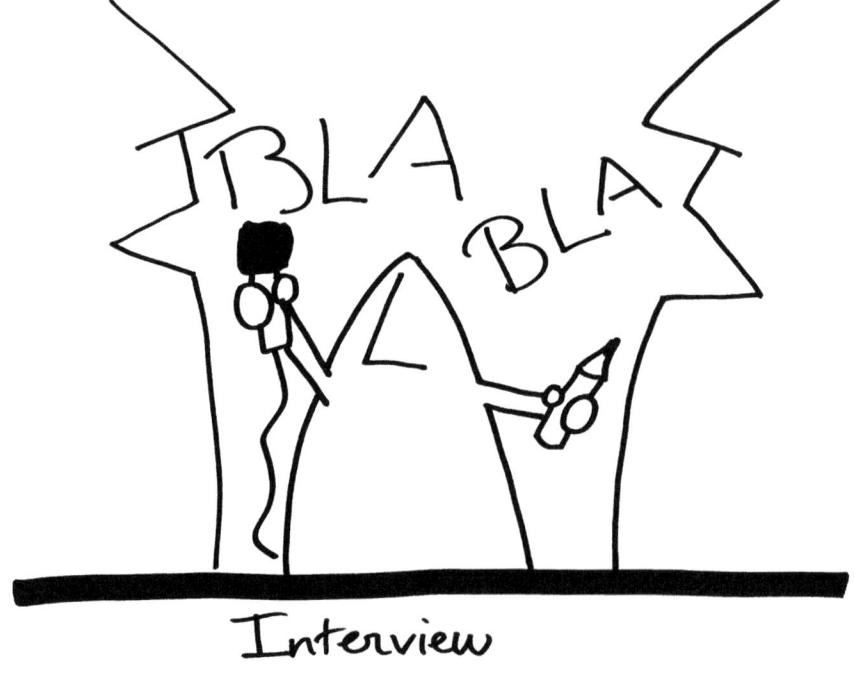

Interview

Soms reageert iemand anders op vragen dan je had verwacht, maar is de informatie wel zinvol. Misschien kijkt de ander vanuit een ander perspectief. Dat kan ervoor zorgen dat het wat meer moeite kost om precies te begrijpen waar de ander het over heeft. Als je er niet achter komt, zeg het dan gewoon: 'Ik merk dat ik de link tussen wat je zegt en mijn vraag niet helemaal zie.'

Het kan ook zijn dat mensen in het vuur van hun verhaal de draad kwijtraken en ze jou nodig hebben om weer op koers te komen. Waardeer altijd wat de ander je probeert te vertellen. Dus ook als je de gesprekspartner wilt onderbreken om hem of haar bij te sturen of door te vragen. Bijvoorbeeld door te zeggen: 'Mag ik je even onderbreken? Ik hoor dat je hier veel (van) weet/vindt/ervaring in hebt! Waar ik nou nog benieuwd naar ben...' Een respectvolle onderbreking is meestal geen probleem. Zie box 4.1 voor meer ideeën over een waarderende benadering van vraaggesprekken.

'Ik interview iemand die alleen maar ja en nee zegt'
Als iemand alleen maar ja en nee zegt, kan het zijn dat je gesloten vragen stelt. Voorbeelden van gesloten vragen zijn: 'Vind je dit ook?', 'Zie je dit als een probleem?' Probeer zo veel mogelijk open vragen te stellen. Het is behulpzaam om vooraf na te denken over je vragen en die in de interviewleidraad op te nemen.

Als de geïnterviewde een moeilijke prater is, kan het doorvragen op voorbeelden goed helpen: 'Kun je hier een voorbeeld van geven?', 'In welke situaties kom je dit tegen?', 'Heb je een voorbeeld waar dit goed ging?'

Het kan ook zijn dat je vragen te abstract of te analytisch zijn. Sommige mensen vinden het lastig om abstract te denken. Maar als je aan diegenen vraagt om over hun werk te vertellen, branden ze los! Probeer dus altijd zo veel mogelijk te vragen naar de werkpraktijk van de geïnterviewde. Vraag naar feiten, hoe dingen werken of vraag ze te beschrijven hoe zij iets aanpakken. Daarna is het beter mogelijk om vragen op een hoger abstractieniveau te stellen. Zie ook tabel 4.1 voor een overzicht van vragen die goed werken en vragen die niet werken.

Box 4.1 Een waarderende benadering in vraaggesprekken
Marloes van Rooij (2009) beschrijft hoe onderzoekers tijdens vraaggesprekken een waarderende benadering kunnen gebruiken. In praktijkonderzoek hebben vraaggesprekken zelden het karakter van een interview waarin de onderzoeker louter vragen stelt en de ander alleen antwoord geeft. Vaak zijn het gesprekken waarin de één het denken van de ander aanscherpt. Het vraaggesprek wordt zo een leerinterventie. Een waarderende benadering kan bijdragen aan het leren in zo'n gesprek. Van Rooij onderscheidt hierin vier stappen (4 keer 'O'):
– Onderscheid maken tussen observatie en oordeel.
– Opschorten van je oordeel.
– Onderzoeken van de krachtige, werkzame elementen in het verhaal van de ander.
– Ontwikkelen van de bevindingen tot interventies en vernieuw(en)de aanpakken.

In haar bijdrage (zie einde boek bij literatuurverwijzingen) is te lezen waarom en hoe dit precies werkt.

'Het blijft zo abstract'
Beleidsmakers en managers zijn vaak goed in het denken in grote lijnen. Bij hen helpt het om door te vragen op voorbeelden, zodat hun ideeën concreter worden. Soms is het moeilijk om concrete voorbeelden naar boven te halen. Steeds als je er naar vraagt, beginnen de geïnterviewden op een hoger abstractieniveau te praten. Zij hebben zelf allang de vertaalslag gemaakt van concrete voorbeelden naar algemene lessen. Voor het onderzoek levert het juist veel rijker materiaal op als het lukt om vanuit concrete situaties lessen te trekken.

Het kan in zulke gesprekken helpen om observaties expliciet te maken: 'Als ik naar concrete voorbeelden vraag, antwoord je met alle waardevolle lessen die jij geleerd hebt. Wat mij zou helpen om deze lessen nog beter te snappen, is als je ze illustreert met een voorbeeld.' Bij het doorvragen op voorbeelden zijn er een aantal basisvragen, gebaseerd op de 'cruciale incidenten-methode', die helpen het voorbeeld in kaart te brengen:
- Kun je een voorbeeld noemen van...?
- Wanneer en waar was dat precies?
- Wat gebeurde er?
- Wat deed jij, wat deden anderen?
- Wat was het effect, het resultaat?
- Wat heeft daarbij geholpen?
- Wat heb je daarvan geleerd?

Tabel 4.1 Voorbeelden van interviewvragen die wel en niet werken

Type vragen	Voorbeelden van vragen die het leren van de geïnterviewde niet faciliteren	Voorbeelden van vragen die het leren van de geïnterviewde faciliteren
Vragen met een oordeel. (Om iets op het spoor te komen, is het nodig om je eigen mening en oordelen op te schorten. Probeer je in te leven in de ander.)	Waarom heb je dat voorgelegd aan je baas in plaats van het eerst met je team te bespreken?	Wat maakt dat je het zo belangrijk vond om het eerst aan je baas voor te leggen?
Gesloten vragen. (Die zetten niet aan tot denken, ze helpen vooral om dingen te checken.)	Ben je nu tevreden over de opbrengst?	Wat heeft dit project jou opgeleverd?
Vragen met een advies erin. (In dit soort vragen zit een suggestie, het is geen interviewvraag. Dat kan weerstand oproepen. Als je toch een advies wilt geven, wees daar dan expliciet over.)	Zou je het niet ook eens willen voorleggen aan de bedrijfsarts?	Je verhaal doet me denken aan iets dat ik zelf ervaren heb./Door wat je zegt krijg ik een idee. Mag ik je een advies geven? (En als de ander toestemt:) Ik denk dat het belangrijk is dat je eens met de bedrijfsarts gaat praten.
Vragen naar context of feiten zonder te kijken naar de persoon. (Dit soort vragen helpt om veel te weten te komen, maar niet om de ander te helpen reflecteren.)	En wat deed hij toen? En wat gebeurde erna?	Wat vond je van de manier waarop hij dat deed? Hoe reageerde jij daarop? Wat maakte dat je juist zo reageerde?
Algemene vragen in plaats van specifieke of persoonlijke. (Door het persoonlijk te maken, komen sneller manieren in beeld om verandering op gang te brengen.)	Welk doel heeft de afdeling daarmee?	Wat wil jij hiermee bereiken? Hoe zou dat kunnen aansluiten bij de ambitie die jouw collega's hebben?

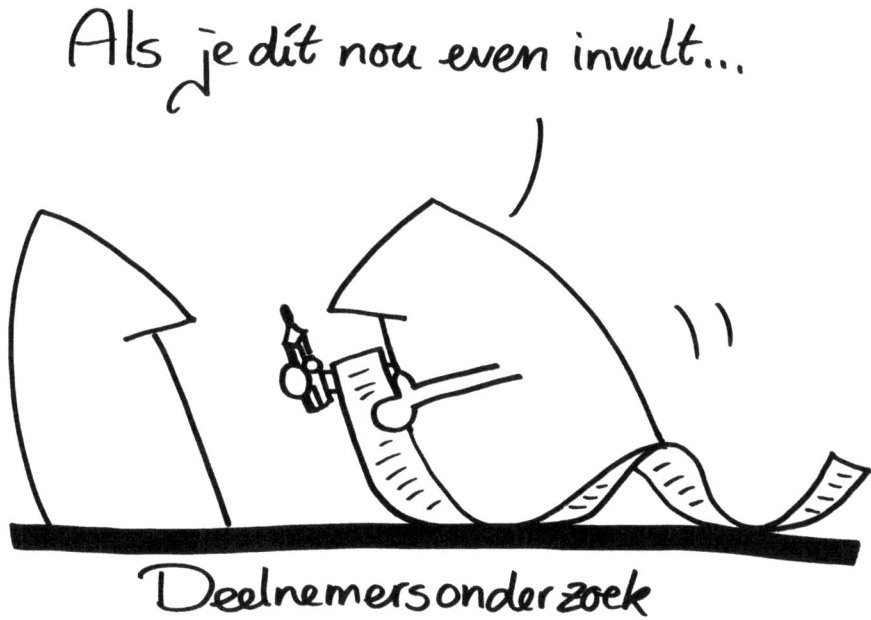

Deelnemersonderzoek

'Niemand vult mijn vragenlijst in'

Non-respons op vragenlijsten: een veelvoorkomend en bij onderzoekers bekend probleem. Als mensen het druk hebben, blijven enquêtes nog wel eens oningevuld liggen. Wat kan helpen, is om langs te gaan of te bellen. Een persoonlijke aanpak werkt vaak beter dan contact leggen via de mail. Spreek iemand aan op zijn kennis en ervaring. Geef duidelijk aan hoeveel tijd het invullen van de vragenlijst kost (niet te lang maken dus!). Geef aan dat het voor jou belangrijk is (oftewel: maak het persoonlijk). Een ingewikkeld ogende vragenlijst invullen voor iemand die je niet kent, is niet aantrekkelijk. Een goed opgemaakte vragenlijst invullen voor iemand die zojuist nog bij je binnenliep, daagt meer uit. Je kunt ook beloningen verzinnen voor het terugsturen van vragenlijsten: 'Uit de inzenders worden drie winnaars van deze mooie prijs getrokken!' Het prijsje zelf hoeft helemaal niet zo spannend te zijn: mensen doen nu eenmaal graag mee als er iets te winnen valt.

Een andere oorzaak voor een lage respons kan zijn dat mensen wel begonnen zijn met het invullen van de vragenlijst, maar halverwege zijn gestopt. Onduidelijke of ingewikkelde items (vragen, stellingen, uitspraken) zijn hier vaak de oorzaak van. Dit is eenvoudig te voorkomen door de vragenlijst vooraf te laten controleren door iemand die hier verstand van heeft. Ook helpt het om de vragenlijst af te nemen in een kleine pilotgroep. Hiervoor selecteer je een representatieve groep uit diegenen waar je straks de vragenlijst uitzet. In de pilot wordt duidelijk of ze het woordgebruik prettig vinden en of ze de vragen begrijpen. Hierop kan de vragenlijst zonodig aangepast worden.

'Ik doe een groepsinterview, maar ik kom er nauwelijks tussen'
Op zich is dit een goed teken: de geïnterviewden hebben veel te vertellen en reageren op elkaar. Blijkbaar is het gesprek boeiend voor de deelnemers en levert het ze iets op. Als het toch nodig is om het gesprek bij te sturen, zie dan bovenstaande vraag 'Ik zit iemand te interviewen die aan één stuk door praat'.

'Ik heb iedereen een logboek gegeven, maar niemand schrijft er in'
Als je merkt dat er weinig in logboeken wordt geschreven, is het zaak eerst te achterhalen waarom dat zo is. Bel een paar mensen op of loop langs. Probeer niet beschuldigend over te komen: er is waarschijnlijk een goede reden om het niet te doen. Eén van de meest voorkomende redenen is dat het moeilijk is om tussen de bedrijven door tijd te vinden. Vraag door op wat gaat helpen om het wel te doen. Een handige vraag hierbij kan zijn: 'Wat zou het voor jou aantrekkelijk maken om in je logboek te schrijven?' Mogelijke oplossingen zijn:
- Aan het einde van de dag steeds tien minuten bij elkaar komen en die tijd gebruiken om in het logboek te schrijven.
- Een e-mail-logboek bijhouden waarin de deelnemers aan het onderzoek hun reflecties per dag direct naar je toe mailen en van jou een reactie krijgen. Als mensen weten dat er iemand op ze zit te wachten én als je een waarderende mail terugstuurt met daarin jouw reflecties op hun reactie is de kans groter dat ze het logboek zullen bijhouden.
- In plaats van een logboek kun je afspreken dat jij ze elke week opbelt. Een kort en telefonisch interview levert vaak veel bruikbare informatie op omdat je ook direct kunt doorvragen. Voor de deelnemers kost dit ook minder tijd.

'Ik heb een mooi spel bedacht, maar ze doen niet mee'
Een spel gebruik je om deelnemers aan het onderzoek iets te laten ervaren. Je simuleert de werkelijkheid (in het klein, in een andere context, in de toekomst). De kunst van zo'n spel is om mensen te verleiden in deze nieuwe werkelijkheid te stappen. Als deelnemers zeggen dat het spel niet klopt of dat het in werkelijkheid allemaal anders is, zijn ze nog niet 'ingestapt'. Ideeën om mensen te verleiden om in het spel op te gaan:
- Laat het spel niet te veel lijken op de alledaagse werkelijkheid; overdrijf juist iets of maak het speels.
- Gebruik een spannende setting (bijvoorbeeld niet een klaslokaal maar een fabrieksruimte) en mooie vormgeving. Dit maakt het aantrekkelijker om mee te doen.
- Zorg dat deelnemers bij binnenkomst meteen 'in het spel zitten' door iets te laten gebeuren. Het is dan geen vraag meer of ze 'meedoen of niet', ze zijn het al aan doen.

Ook met deze tips kan het altijd gebeuren dat deelnemers niet meegaan in het spel. In dat geval werkt het het best om daar niet te veel aandacht aan te besteden. Alles wat je aandacht geeft, groeit. Je kunt je aandacht beter investeren in de mensen die wel

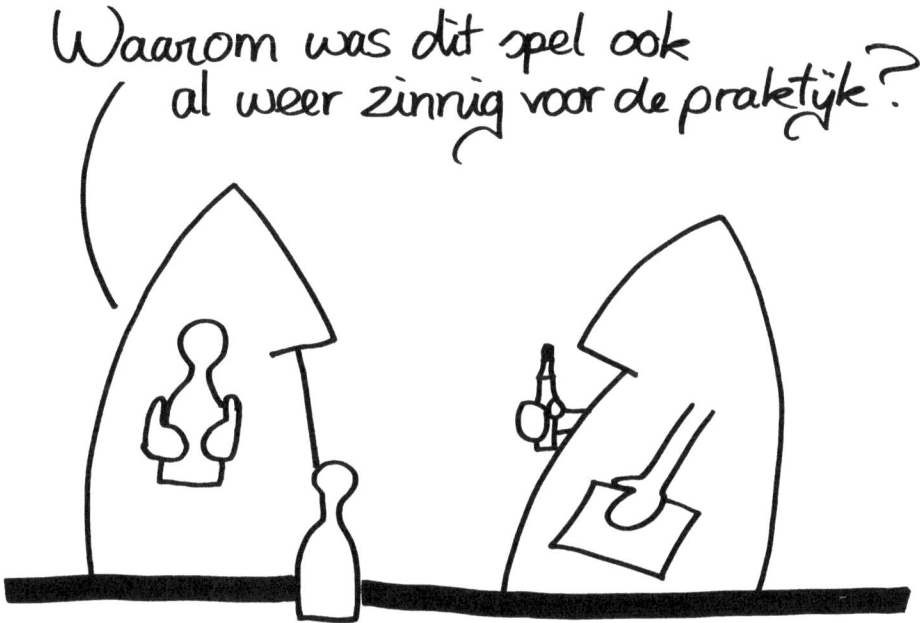

enthousiast meedoen. Een alternatieve strategie is om uit te spreken dat het iemands eigen keuze is om mee te doen of niet en dat het voor jou geen probleem is als degene die duidelijk geen zin heeft in het spel vertrekt. Voor sommigen is dat een stimulans om toch in te stappen. Als deze persoon wel vertrekt, houd je in elk geval diegenen over die echt willen.

Een goed spel of simulatie ontwikkelen dat je de informatie oplevert die je zoekt en iets in beweging zet, is niet eenvoudig. Hulp inschakelen van (ervarings)deskundigen kan daarom slim zijn.

5

ACTIVERENDE ONDERZOEKSMETHODEN

5.1 Overzicht van onderzoeksmethoden

5.2 De methoden toegelicht

Historielijn

World Café

Cruciale incidenten-interview

Meelopen en meedoen

Zelfreflectietest

Wekkeronderzoek

Simulatiespel

Experiment opzetten

5

Dit hoofdstuk presenteert verschillende onderzoeksmethoden en laat zien welke methode op welk moment het best bruikbaar is. Het zijn stuk voor stuk methoden die zowel bijdragen aan het systematisch verzamelen van gegevens als het leerproces van de betrokkenen stimuleren. Sommige methoden liggen voor bepaalde typen onderzoek meer voor de hand. Ook hier geldt dat de eigen voorkeuren en de praktische mogelijkheden uiteindelijk mede bepalen hoe het onderzoek eruit gaat zien. Dit hoofdstuk begint met een korte samenvatting van de volgende onderzoeksmethoden:

- Historielijn
- World Café
- Cruciale incidenten-interview
- Meelopen en meedoen
- Zelfreflectietest
- Wekkeronderzoek
- Simulatiespel
- Experiment opzetten

Daarna volgt een uitgebreidere beschrijving. Voor elke methode staat beschreven wat deze inhoudt, wanneer deze te gebruiken is en wanneer niet. Ook staat bij elke methode een overzicht van de te nemen stappen.

Er zijn zó veel onderzoeksmethoden dat een volledig overzicht onmogelijk is. We hebben er daarom voor gekozen om activerende methoden te kiezen waarmee we de ervaring hebben dat ze bijdragen aan het leerproces.

Zie dit hoofdstuk vooral als 'naslagwerk'. Elke methode is te lezen als een opzichzelfstaand stuk.

5.1 Overzicht van onderzoeksmethoden

Historielijn
De onderzoeker vraagt een groep mensen (bijvoorbeeld een team of projectgroep) om hun ervaringen rondom een bepaald thema te beschrijven en op een tijdslijn te plaatsen. Door hierop als groep te reflecteren, komen patronen, succesfactoren en belemmerende factoren in beeld én krijgt de groep als vanzelf ideeën voor de toekomst.

World Café
Deze methode is geschikt om een gesprek op gang te brengen in grotere groepen mensen. Er wordt een ruimte ingericht als café, met tafels en papieren tafelkleden. Op elk

tafelkleed staat een andere onderzoeksvraag. Gesprekspartners aan de tafel bespreken deze vraag en schrijven hun gedachten op het tafelkleed. Vervolgens gaan ze naar een andere tafel waar ze kennis maken met de ideeën van hun voorgangers. Ze vullen de ideeën op dit tafelkleed aan met hun eigen gedachten.

Cruciale incidenten-interview
Deze interviewtechniek helpt bij het in kaart brengen van belangrijke situaties (cruciale incidenten) en het reflecteren daarop. Met deze methode worden situaties opgespoord die er in het werk van de geïnterviewde echt toe doen. Zo'n interview kan iemand helpen om zicht te krijgen op het effect van zijn of haar gedrag. Het kan ook het onderzoeksproject verder helpen omdat dit soort incidenten leidende principes bevatten die bijdragen aan de gewenste verandering.

Meelopen en meedoen
Door mee te lopen en naar iemand te kijken tijdens het werk doet de onderzoeker directe kennis op over dat werk. Zo is het mogelijk te observeren wat er gebeurt, welk gedrag mensen vertonen en welk effect dat heeft. Als de onderzoeker deze observaties teruggeeft aan de betrokkenen, werkt dit als een spiegel. Dit helpt om meer inzicht te krijgen in het eigen gedrag.

Zelfreflectietest
Een zelfreflectietest vraagt deelnemers aan het onderzoek om bepaalde aspecten van hun gedrag, ervaringen, voorkeuren of gedachten te 'scoren'. Zo'n test is bedoeld om individuen en teams meer inzicht te geven in gedrag, ervaringen, voorkeuren of gedachten. Tegelijkertijd is het te gebruiken als onderzoeksinstrument om een analyse te maken van individuen, teams of de organisatie.

Wekkeronderzoek
Deze methode is bruikbaar om te meten hoe mensen over iets denken of wat ze aan het doen zijn op gezette tijden in een bepaalde periode. De onderzoeker stuurt bijvoorbeeld elke week een mail met steeds dezelfde vragen en vraagt hen hierop meteen te reageren. Als je dit langere tijd doet, levert het veel informatie op. Dit kan helpen bepaalde verbanden te leggen. Zo is bijvoorbeeld uit wekkeronderzoek[3] gebleken dat mensen tijdens het eten gelukkiger zijn dan op momenten dat ze niet eten.

Simulatiespel
In een simulatiespel wordt de werkelijkheid nagebootst met de bedoeling na te gaan hoe men hierop reageert. Zo'n spel is niet alleen bruikbaar om informatie te verzamelen over de effectiviteit van een nieuwe manier van werken, het kan ook helpen om de nieuwe manier van werken eigen te maken.

3 Zie Csikszentmihalyi (1997)

Experiment opzetten

Als er een nieuwe manier van werken is ontwikkeld en je bent benieuwd hoe die uitpakt, of als er een verandering op stapel staat en het nog niet duidelijk is hoe teams daarmee om zullen gaan, kan een experiment een interessant onderzoeksmiddel zijn. Een vorm van een experiment is een pilotgroep. Een groep medewerkers experimenteert met een nieuwe aanpak en ondertussen worden ze gevolgd door de onderzoeker. De onderzoeker neemt bijvoorbeeld interviews af, voert observaties uit of past een wekkeronderzoek toe. Met deze methode doen de betrokkenen ervaringen op met de nieuwe manier van werken.

5.2 De methoden toegelicht

Historielijn

EEN VOORBEELD

Situatie
Je wilt weten hoe je het onderwijs op de faculteit vraaggestuurd kunt inrichten. Er blijkt een voorbeeld te zijn van een team dat hier vorig jaar mee begonnen is. Jij gaat een kijkje nemen bij dit team en maakt samen met hen een historielijn.

Aanpak
Het kernteam dat zich bezighoudt met het vraaggericht werken zit bijeen en jij introduceert jezelf en het onderzoek. Je bent benieuwd naar hun ervaringen. Over de tafel heb je een lange lijn gemaakt met plakband. Er liggen post-its en stiften klaar. Dan begint het:
- Interviewer: "Jullie zijn ongeveer een jaar geleden begonnen met het vraaggericht werken. Welke belangrijke gebeurtenis zorgde ervoor dat jullie hiermee van start gingen?"
- Teamleider: "Dat weet ik nog precies. Dat was het besluit van het CvB dat alle teams vraaggericht onderwijs moesten gaan aanbieden. Daar wilden ze een speerpunt van maken."
- Opleidingscoördinator: "O, dat wist ik niet eens, kun je nagaan. Voor mijn gevoel zijn we gestart toen de nieuwe opleiding Marketing begon. Dat leek ons een mooie kans om beter aan te sluiten bij de vragen van de student."
- Interviewer: "Oké, dus er zijn twee belangrijke momenten geweest die samen de start vormden van jullie nieuwe manier van werken. Wat is na de start het volgende belangrijke moment geweest?"
- Opleidingscoördinator: "Dat was de eerste bijeenkomst met studenten, volgens mij."
- Docent: "Ja, inderdaad, toen we ze allemaal bij elkaar hadden aan het begin van de opleiding. Toen hebben we ze gevraagd wat zij verwachtten van de opleiding."
- Interviewer: "Dat is een interessante aanpak. Hoe kijken jullie daarop terug?"
- Docent: "Ja, dat was een unieke gebeurtenis. We hoorden ineens dingen die helemaal niet in lijn waren met wat wij als opleiders hadden verwacht."
- Opleidingscoördinator: "Nou, niet zozeer niet verwacht, het was wat anders dan we eerst dachten."
- Interviewer: "Wat was er precies anders en wat hebben jullie met die feedback gedaan?"
- ...

Resultaat
Je krijgt op deze manier een overzicht van de belangrijkste gebeurtenissen in het opzetten van de opleiding op een vraaggestuurde manier. Vervolgens is het mogelijk om aan elke gebeurtenis een 'score' toe te kennen aan de hand van een vraag. Bijvoorbeeld:

'Welke score zou je geven aan elke gebeurtenis als je kijkt naar hoe de samenwerking daar verliep?' of 'Welke score zou je geven aan elke gebeurtenis als je kijkt naar hoe goed het lukte om vraaggestuurd te werken?' Een andere optie is om te inventariseren welke drie uitdagingen de teamleden nu vinden dat er liggen.

DE METHODE

Dit zijn de stappen:
1. Benoem het thema waarover het gaat. Bijvoorbeeld 'de ontwikkeling van het team' of 'de ontwikkeling van aanpak x' of 'de momenten waar we probleem x tegenkwamen'.
2. Teken een horizontale lijn (de x-as).
3. Vraag de groep waar het thema het eerst naar voren kwam. Schrijf in steekwoorden de situatie op een post-it en plak het op de lijn. Heb het er even over: hoe hebben mensen dat moment ervaren?
4. Ga zo verder met het bevragen van de groep totdat alle belangrijke momenten zijn benoemd.
5. Teken de y-as. Benoem waar deze voor staat en zet er cijfers bij van 1 tot 10. Dit is het criterium waarop je de groep vervolgens vraagt om de momenten op de x-as te 'scoren'. Bijvoorbeeld het criterium 'succes', 'onze energie bij het moment', 'leren', 'de samenwerking' of 'belangrijkheid'. In het bovenstaande voorbeeld van vraaggestuurd werken in het onderwijs worden op de x-as momenten in het leerproces verzameld. Op de y-as kun je bijvoorbeeld 'samenwerking' centraal zetten. Als iedereen scoort hoe hij of zij de samenwerking op elk belangrijk moment in het proces heeft ervaren, kun je vervolgens reflecteren. Wat maakte dat de samenwerking juist op de hoogscorende momenten zo goed ging? Of wat leert dit over wat voor de groep goede samenwerking inhoudt? Het vergelijken van de verschillende scores en het inzoomen op overeenkomsten of verschillen levert extra informatie op.
6. Ga hierover vervolgens in gesprek. Vragen die bij dit gesprek kunnen helpen, zijn:
    - Wat valt ons op?
    - Welke patronen herkennen we?
    - Als we nu alle dingen bekijken die hoog scoren, wat hebben die met elkaar gemeen? En waarin verschillen ze van de dingen die laag scoren?
    - Zien we bepaalde fasen verschijnen op de lijn?
7. Hier zou het bij kunnen blijven, maar het is ook mogelijk de horizontale lijn (x-as) door te trekken naar een moment in de toekomst door te vragen:
    - Hoe zien we nu de toekomst?
    - Als we meer van deze hoge scores ambiëren, wat willen we dan de komende tijd vooral met elkaar gaan doen?
    - Wat vraagt dat van ons?
    - Wat hebben we hiervoor nodig?

TIPS EN VARIATIES OP DE METHODE

In plaats van direct met de hele groep te beginnen, kun je ook eerst vragen of deelnemers in tweetallen de belangrijke momenten op de historielijn willen bedenken. Dit helpt om ieders eigen gedachten naar boven te krijgen zodat het gesprek later met de hele groep soepeler verloopt. Elk tweetal schrijft deze momenten op een post-it en plakt ze ergens op de historielijn. Daarna licht iedereen plenair de eigen post-its toe en wordt gekeken of anderen deze situatie herkennen.

Naast de beschrijving van de situatie in woorden kun je ook vragen naar beelden. De onderzoekers kunnen dit proces ondersteunen door een heleboel verschillende ansichtkaarten mee te nemen waaruit deelnemers kunnen kiezen, door ze een tekening te laten maken of met de groep een metafoor te kiezen. Het gebruik van beelden en metaforen levert altijd extra informatie op.

WANNEER GEBRUIKEN?

Met het oog op de te verzamelen gegevens is deze methode goed te gebruiken om:
- een proces te reconstrueren
- te zien hoe een groep op elkaar reageert
- meer te weten te komen over het verloop van een bepaalde ontwikkeling
- meer te weten te komen over een aanpak of thema waar een team al ervaring mee heeft

Met het oog op de verandering die in gang gezet moet worden, is deze methode goed te gebruiken om:
- met de groep samen iets te doen
- iets te vieren
- relaties te versterken
- een groep tot nadenken aan te zetten
- samen te leren van ervaringen
- een gemeenschappelijk beeld te vormen
- de binding tussen teamleden te versterken
- visie te ontwikkelen

Deze methode is niet geschikt om te weten hoe het er in werkelijkheid aan toe gaat. Daarvoor is observatie beter geschikt.

VERDER LEZEN

Een handleiding met instructies voor het maken van een historielijn, gemaakt door Saskia Tjepkema, is online beschikbaar via: http://www.kessels-smit.com/info.pl/nl/learning_company/436

World Café

EEN VOORBEELD

"Ik kom de zaal binnen en hoor overal druk gepraat. Iedereen zit aan kleine, ronde cafétafeltjes. Dit is iets heel anders dan ik had verwacht: we zouden toch bij elkaar komen om te praten over zelfgestuurd leren? Ik ga naar Marga. Zij had me tenslotte uitgenodigd. Marga vraagt me bij haar aan tafel te komen zitten. Er pakt net iemand een groene stift en begint een mindmap te maken. Een ander vraagt mij wat ik heb met zelfgestuurd leren. Ik vertel over het gevoel dat ik heb, dat ik hier echt iets mee wil. Ik hoor studenten op de gang klagen over de schoolse en saaie colleges. Ik wil het graag anders doen. Het moet een opleiding zijn waar studenten invloed hebben op hoe het gaat. Marga schrijft hierover iets op in de mindmap en vraagt door. De anderen denken hardop mee en al snel heb ik een concreet idee. Dit zou ik morgen al kunnen doen, bij het college dat ik geef. Een rondvraag onder studenten over wat zij belangrijk vinden in hun opleiding."

DE METHODE

Het World Café is een methode die goed te gebruiken is om een gesprek te organiseren binnen grote groepen. In een café-opstelling met ronde tafeltjes praten groepen aan elke tafel over een bepaald thema. Elke tafel heeft één gespreksleider (of 'stamgast'). Er liggen papieren tafelkleden en stiften zodat de groep vast kan houden wat gezegd en bedacht wordt. Na een poosje wisselen de aanwezigen van tafel en vindt er kruisbestuiving plaats. De gespreksleider blijft zitten. Zo is het mogelijk om in korte tijd veel thema's te bespreken of ideeën te verzamelen. De stappen op een rij:

1. Vertel kort aan de groep wat het World Café is, wat het doel is en hoe het werkt. Spreek de deelnemers aan als 'gasten in het café' om ze helemaal mee te nemen in de sfeer. Vertel welk thema aan welke tafel wordt besproken. Dit thema of deze vraag heb je van tevoren al op het tafelkleed gezet. Het is handig om op een flip-over een plattegrond te schetsen met daarop alle tafels en hun thema's.
2. Vraag deelnemers om hun eerste tafel te kiezen. Aan elke tafel staat een aantal stoelen: als alle stoelen bezet zijn, kan er niet meer worden aangeschoven.
3. Aan elke tafel zit een 'stamgast'. Deze heb je van tevoren bijgepraat over het World Café en wat er van ze verwacht wordt, namelijk: vragen stellen aan de groepsleden en ze stimuleren om dingen op het tafelkleed te schrijven. Iedereen een stift in de handen duwen, kan daarbij helpen! Dan kan het gesprek starten. De eerste ronde duurt ongeveer 15 minuten.
4. Na 15 minuten vraag je de aanwezigen om een andere tafel te kiezen. Ieder mag zelf bepalen aan welke tafel hij nu wil gaan zitten. Omdat het lastig is om de aandacht te krijgen in een grote groep, kun je het best een bel of ander lawaaimakend ding

meenemen waarmee je de volgende ronde inluidt. Als mensen aan een nieuwe tafel komen, legt de stamgast kort uit wat er op het tafelkleed staat. Vervolgens kunnen ze daarover doorpraten. Ook dit wordt weer genoteerd op het tafelkleed. Deze tweede ronde mag iets korter duren, bijvoorbeeld 10 minuten.

5 Ditzelfde proces vindt plaats in enkele rondes. Het aantal rondes is afhankelijk van de groepsgrootte en het energieniveau. Meestal zijn vier rondes voldoende.

6 In de laatste ronde wordt iedereen uitgenodigd om terug te gaan naar hun eerste tafel en te kijken wat er allemaal op het tafelkleed is bijgeschreven.

TIPS EN VARIATIES OP DE METHODE

- Zorg voor een duidelijke introductie waarin je het onderwerp en het doel toelicht.
- Zorg voor wat drankjes of hapjes op tafel voor de echte caféstemming.
- Het aantal tafels is oneindig: niet iedereen hoeft elke tafel langs. Juist het feit dat iedereen mag kiezen bij welke tafel ze aanschuiven, zorgt ervoor dat je precies de mensen bij elkaar hebt die het onderwerp belangrijk vinden en er iets over weten te zeggen.

WANNEER GEBRUIKEN?

Met het oog op de te verzamelen gegevens is deze methode goed te gebruiken om:
- een thema te verkennen
- ideeën of werkwijzen te inventariseren
- gezamenlijk ideeën te bedenken

Met het oog op de verandering die in gang gezet moet worden, is deze methode goed te gebruiken om:
- een grote groep actief te laten kennismaken met elkaar en/of met een thema
- een andere dynamiek te geven aan bijeenkomsten
- een thema of vraag op de kaart te zetten in een organisatie
- kruisbestuiving te genereren tussen verschillende thema's en personen

Deze methode is niet geschikt om:
- diepgaand op iets in te gaan
- gedetailleerde informatie te verzamelen

VERDER LEZEN

http://www.theworldcafe.com/

Brown, J. & Isaacs, D. (2005). The world cafe, shaping our futures through conversations that matter. San Fransisco: Berret Koehler.

Cruciale incidenten-interview

EEN VOORBEELD

Situatie
Het ziekteverzuim is hoog en de directie wil hier iets aan doen. Jij bent een onderzoek gestart. Je bent op zoek gegaan naar een afdeling waar het ziekteverzuim laag is. Hier is het gelukt het ziekteverzuim sterk terug te brengen. De leidinggevende ga je interviewen.

Aanpak
Het cruciale incidenten-interview is hiervoor een geschikte methode. Je vraagt de leidinggevende naar situaties die volgens haar cruciaal waren in het terugdringen van het ziekteverzuim. Een fragment uit het interview zoals het zou kunnen gaan:
- Interviewer: "Ik heb gehoord dat het gelukt is het ziekteverzuim op jouw afdeling sterk terug te dringen. Ik ben benieuwd hoe dat gelukt is. Ik wil ook graag weten wat jij doet dat hierin het verschil maakt. Kun je eens een situatie noemen die in dat hele proces belangrijk was?"
- Leidinggevende: "Tja... Een belangrijk moment... Nou, het is belangrijk om aandacht te geven aan gewenst gedrag, dat probeer ik wel altijd."
- Interviewer: "Kun je een voorbeeld noemen van een moment waarop je dat deed?"
- Leidinggevende: "Ja, toen ontstond er zelfs ruzie! Dat was omdat ik een compliment gaf aan iemand omdat zij zich nooit ziek meldde en een ander zich aangevallen voelde omdat hij regelmatig ziek is."
- Interviewer: "Oké, jij gaf iemand een compliment. Welke situatie was dat en wie waren erbij?"
- Leidinggevende: "Eén van mijn medewerkers had net een moeilijke tijd achter de rug, maar had zich geen enkele keer ziek gemeld. Ik liep bij haar naar binnen. Haar collega zat erbij."
- Interviewer: "En wat gebeurde er toen, wat deed jij?"
- Leidinggevende: "Ik gaf haar hierover een compliment. Zo van: 'goh Maria, jij hebt het best zwaar gehad de afgelopen tijd, maar je bent elke keer op kantoor gekomen. Dat vind ik heel knap'. Haar collega die erbij zat, reageerde toen heel verongelijkt. Hij is regelmatig ziek en wilde mij duidelijk maken dat hij dan ook echt ziek is."
- Interviewer: "Dus jij complimenteerde een collega over haar aanwezigheid ondanks een lastige periode thuis. Wat maakte dat je dat deed?"
- Leidinggevende: "Nou, je kunt iemand pamperen en bij het minste of geringste zeggen: 'Zou jij niet eens naar huis gaan om uit te zieken?' Maar je kunt ook uitgaan van wat iemand wel kan, van het positieve, en dat deed ik hier."
- Interviewer: "Jij focust dus niet op het verzuim, maar op de mensen die er wel zijn. Wat is daarvan het effect?"

- Leidinggevende: "Volgens mij dat mensen graag op kantoor willen zijn en liever niet thuis zitten."
- Interviewer: "Je besteedt aandacht aan het 'er wel zijn' en dat maakt het voor mensen een prettige plek. Ook op het werk worden ze gezien."
- ...

Resultaat
Met deze interviewtechniek krijg je een beeld van de situaties waarin de leidinggevende het verschil kan maken. Dit gesprek kan de leidinggevende helpen om te ontdekken hoe het eigenlijk komt dat wat ze doet zo goed werkt. Zelf had ze nog niet eerder de link gelegd tussen haar gedrag (benoemen dat het fijn is als iemand er is) en het effect (laag ziekteverzuim). Dit besef kan ervoor zorgen dat ze de strategie in de toekomst bewuster toepast. Daarnaast krijg je hiermee antwoorden op je onderzoeksvraag over wat werkt in het terugdringen van ziekteverzuim.

DE METHODE

Een interview is bedoeld om iets te weten te komen over wat zich in iemands hoofd afspeelt, zoals gedachten, bedoelingen, gevoelens of herinneringen aan gedrag op een eerder moment. Omdat mensen vaak niet duidelijk voor ogen hebben waarom ze bepaalde dingen doen, helpt het om concrete situaties op te sporen tijdens het gesprek. Een algemene vraag naar tips over hoe je ziekteverzuim moet terugdringen, is moeilijk om te beantwoorden. Het levert weinig of heel algemene informatie op. Door het interview te gebruiken om cruciale situaties op te sporen en deze te analyseren, ontwikkel je samen nieuwe kennis.

Een cruciaal incident kan in beeld gebracht worden met behulp van de volgende vragen:
1 Kun je een voorbeeld noemen van een situatie die er echt toe deed om..., waarin je het verschil maakte?
2 Wat gebeurde er?
3 Wat deed jij?
4 Wat maakte dat je dat zo deed?/Waarom deed je dat juist zo?
5 Wat was het effect op de ander?
6 Wat werkt hierin?/Wat heb je hiervan geleerd?

TIPS EN VARIATIES OP DE METHODE

- Wat werkt tijdens een interview:
  - *Samenvatten*. Hiermee check je of je de ander goed begrepen hebt. Vaak corrigeert de ander je dan of gaat vanzelf nog extra informatie toevoegen.
  - *Doorvragen*. Veel mensen hebben even de tijd nodig om op gang te komen. Doorvragen helpt ze om tot de kern van hun verhaal te komen.

- *Herhalen.* Het gebruiken van woorden die de ander ook gebruikt, kan ervoor zorgen dat de ander zich begrepen voelt en nog meer gaat vertellen.
- *Waarderen.* Laat merken dat je de ander serieus neemt en zijn of haar kwaliteiten ziet. Dat kan door te vragen naar succesvoorbeelden (wanneer lukte het *wel?*) en vervolgens terug te geven wat je hebt gehoord. Bijvoorbeeld: 'Doordat jij uitspreekt dat je het knap vindt dat medewerkers op het werk zijn, zelfs als ze veel problemen hebben, voelen zij zich gewaardeerd en proberen ze om zich zo weinig mogelijk ziek te melden'. Als iemand heeft kunnen vertellen wat er allemaal goed gaat, durft hij ook eerder te vertellen welke dingen hij nog lastig vindt. Vragen als: 'Maar waarom heb je dan niet...?' of opmerkingen als: 'Dat zou ik nooit doen' zijn uit den boze.
- Laat mensen iets *tekenen.* Een beeld helpt om concreet te maken hoe ze naar iets kijken.

– Omdat het tegelijkertijd vragen stellen en antwoorden noteren best moeilijk is, is het een overweging waard om het interview met zijn tweeën te doen. Bijvoorbeeld met een medeonderzoeker. Zo wordt het ook meteen een leerervaring voor meerdere personen. Ook kun je het interview opnemen.

– Duo-interviews afnemen is een goede manier om tegelijk informatie te achterhalen en een beweging te stimuleren. Kies twee mensen waarvan je vindt dat zij meer van elkaar zouden moeten horen, zet ze bij elkaar en bevraag ze tegelijkertijd. Je zult zien dat ze steeds nieuwsgieriger worden naar elkaar en dat daarmee niet alleen relevante informatie voor je onderzoek naar boven komt, maar ook dat de verbinding tussen deze twee personen gevoed wordt. Hierdoor weten ze elkaar in de toekomst weer beter te vinden.

WANNEER GEBRUIKEN?

Met het oog op de te verzamelen gegevens is deze methode goed te gebruiken om:
– de gedachten, emoties en gedragingen van deelnemers aan je onderzoek beter te begrijpen
– succesgevallen op te sporen
– uit te zoeken 'wat werkt' in bepaalde situaties

Met het oog op de verandering die in gang gezet moet worden, is deze methode goed te gebruiken om:
– reflectie te stimuleren
– kwaliteiten op te sporen
– een kleine beweging in kaart te brengen

Deze methode is niet geschikt om te weten te komen hoe het er in de praktijk werkelijk aan toegaat. Meelopen of observeren zijn dan geschiktere methoden.

VERDER LEZEN

Dit artikel geeft een bruikbaar overzicht van de achtergrond en het gebruik van deze interviewmethode: Zemke, R. & Kramlinger, T. (1991). De critical incidents methode. Opleiders in Organisaties/Capita Selecta (8), 69-80.

Tips over het opsporen van kritieke momenten en doorbraken zijn te vinden in dit artikel: Verdonschot, S.G.M. (2006). Methods to enhance reflective behavior in innovation processes. Journal of European Industrial Training, 30 (9), 670-686. Dit is elektronisch beschikbaar via http://www.knowledgeproductivity.com/research/articles.

Meelopen en meedoen

EEN VOORBEELD

*"Pak eens aan! Hier, je moet zorgen dat de nieuwste yoghurtjes achteraan komen te staan en de oudste moeten naar voren." De jongen reikt mij een tray met kleine pakjes vruchtenyoghurt aan. Al stuntelend begin ik met de eerste pakjes. Als ik pas halverwege de tray ben, begint Elmer alweer met een nieuwe. "Tjonge, dat doe je snel", zeg ik. "Van wie heb jij geleerd om het zo te doen?" "Tja", zegt Elmer, "gewoon door het vaak te doen. En door Robert." "Wie is Robert?" wil ik weten. "Oh, de vulploegleider, die legt altijd alles heel rustig uit en komt zelf ook af en toe meedoen. Da's leuk en fijn."
"Vind jij dit ook het leukste werk?" Elmer schudt van nee. Hij zegt dat het leukste werk is om de karren van beneden in de parkeergarage naar boven te halen: "Gewoon gaaf om met zo'n lange sliert karren te lopen. En natuurlijk om even stiekem een sigaretje te roken buiten."*

Dit is een fragment uit een conversatie tussen een onderzoeker die een dag meeloopt met de vulploeg in de supermarkt en een jongen uit deze vulploeg. De onderzoeker wil erachter komen wat deze winkel zo succesvol maakt.

DE METHODE

Door mee te lopen en naar iemand te kijken bij het werk is het mogelijk directe kennis op te doen over dat werk. Je ziet het namelijk met eigen ogen. Zo kun je feitelijk observeren wat er gebeurt, wat mensen doen en welk effect dat heeft. Tijdens het meelopen of meewerken met iemand kun je vragen stellen. Dat kunnen vragen zijn over het werk die ter plekke naar voren komen ('Hé, waarom pak je dit nu zo aan terwijl je het net anders deed?') of vragen over bepaalde thema's die je vooraf in kaart gebracht hebt ('Wat doe je als er opeens zo veel mensen zich ziek melden aan het begin van de week?').

Vragen die helpen bij het meelopen of meedoen:
– Wat ben jij nu aan het doen?
– Wat vind je leuk aan dit werk?
– Pak je het altijd zo aan?
– Van wie heb jij dit geleerd?
– Waar ben je trots op?
– Wat is je lievelingsplek in het bedrijf?
– Wat vind je leuk om te doen?
– Wanneer kreeg jij voor de laatste keer een compliment en waar ging dat over?
– …

TIPS EN VARIATIES OP DE METHODE

- Een dag op een werkplek zijn, zorgt er ook voor dat je op een efficiënte manier veel mensen kunt spreken. Zonder veel planning vooraf: gewoon ter plekke 'aankloppen' dus en vragen of iemand even tijd heeft voor een gesprekje. Dat scheelt veel tijd in de planning vooraf en in de uitvoering ter plekke.
- Probeer je in te leven. Mensen voelen dat je respect hebt voor hun werk als je bereid bent je er helemaal in in te leven. Daarom is het raadzaam, als het kan, om niet alleen mee te kijken, maar ook mee te werken.
- Houd er rekening mee dat sommige mensen het soms spannend vinden als je komt meekijken. Ze zijn bang dat je hen komt controleren. Laat merken dat je het interessant vindt. Maak de reden van je komst bekend.
- Als je gaat meedoen, zul je ook ingewerkt moeten worden als het je eigen werk niet is. Dit is deel van het onderzoek, zo ervaar je ook hoe dat gaat.

WANNEER GEBRUIKEN?

Met het oog op de te verzamelen gegevens is deze methode goed te gebruiken om:
- met eigen ogen te zien wat er gebeurt en niet afhankelijk te zijn van wat anderen erover zeggen of denken
- meer te weten te komen over werk dat niet zomaar even kan worden stilgelegd voor een diepgaand interview
- impliciete kennis naar boven te halen
- de sfeer en context van het werk mee te maken
- mensen te bevragen die in een formele interviewsetting niet zo goed uit de verf komen omdat ze niet gewend zijn te praten over hun werk

Met het oog op de verandering die in gang gezet moet worden, is deze methode goed te gebruiken om:
- waardering of erkenning te geven
- informele contacten te leggen waarin andere dingen tot stand kunnen komen
- mensen te helpen met andere ogen naar het eigen werk te kijken en er zo achter te komen welke strategieën zij gebruiken in het werk en wat daarin werkt

Deze methode is niet geschikt als het werk gevaarlijk is of het praktisch niet mogelijk is mee te lopen.

VERDER LEZEN

Verdonschot, S.G.M. (2009). Klantgerichter werken in de supermarkt: Waarderend onderzoek als interventie. In: S. Tjepkema en L. Verheijen (Red.), Van kiem tot kracht: een waarderend perspectief voor persoonlijke ontwikkeling en organisatieverandering (pp.155-167). Houten: Springer Uitgeverij.

Zelfreflectietest

EEN VOORBEELD

In tabel 5.1 staat een fragment uit een zelfreflectietest die is ontwikkeld om na te gaan welk type 'kenniswerker' zij zijn (een verbeteraar of een vernieuwer, iemand die gericht is op vragen of juist op oplossingen). De test is de opbrengst van een onderzoek naar kenniswerk onder enkele organisaties[4] en is bedoeld om individuen en teams meer inzicht te geven in hun bijdrage aan innovatie. Tegelijkertijd is het te gebruiken als onderzoeksinstrument om een organisatieanalyse te maken.

Tabel 5.1 Fragment uit een zelfreflectietest naar het type kenniswerker

	Niet op mij van toepassing	Deels op mij van toepassing	Op mij van toepassing
Ik heb veel ideeën over hoe we efficiënter zouden kunnen werken.			
Voor mij is het een sport om bestaande records te verbreken.			
Een goedwerkende oplossing bewerk ik graag voor een nieuwe situatie.			
Ik zie snel patronen en speel daarop in.			
Als ik een nieuwe vraag krijg, zie ik graag dat die duidelijk gestructureerd is.			
Ik vind dat we de bestaande regels en normen moeten respecteren.			

DE METHODE

Een kenmerk van deze methode (en meteen een verschil met de klassieke vragenlijst) is dat de persoon die het invult direct terugkoppeling krijgt over zijn of haar score. Het moet transparant zijn wat met elke vraag of stelling (ook wel 'item' genoemd) gemeten wordt. Zo wordt het niet iets dat mensen 'zo slim mogelijk' willen invullen, maar een instrument dat ze inzicht biedt in hun voorkeuren of stijlen.

De belangrijkste eisen die aan de formulering van items gesteld worden, zijn eenvoud en begrijpelijkheid. In tabel 5.2 staan enkele punten die helpen bij het formuleren van items.

4 Het rapport 'Maak werk van kenniswerk: Onderzoek naar kenniswerk(ers) in opdracht van AGORIA' door Marloes van Rooij, Suzanne Verdonschot, Luk Dewulf en Bert Smits is te vinden via www.dekenniswerker.be.

Tabel 5.2 Formulering van items

	Onbruikbaar item	Bruikbaar item
Items die veel ruimte overlaten voor eigen interpretatie.	Ik creëer draagvlak voor de activiteiten die ik onderneem.	Als ik werk aan een nieuw project vraag ik aan belanghebbenden hun mening.
Vragen naar een intentie als je op zoek bent naar gedrag.	Ik heb toegang tot wetenschappelijke tijdschriften op mijn vakgebied.	Ik maak gebruik van wetenschappelijke tijdschriften op mijn vakgebied.
Meerdere aspecten in één stelling.	Om mijn werk te kunnen doen, vraag ik mijn directe collega's en leidinggevende om advies.	Ik vraag mijn leidinggevende om advies.
Ontkenningen.	Zonder mijn bijdrage zou het bedrijf nauwelijks nieuwe producten ontwikkelen.	Ik draag bij aan het ontwikkelen van nieuwe producten.
Omslachtige items.	Ik voel me vrij om contact te zoeken met de belanghebbenden die belangrijk zijn voor mijn werk.	Ik heb regelmatig contact met mensen die belang hebben bij mijn werk.

TIPS EN VARIATIES OP DE METHODE

- Bij het uitzetten van een vragenlijst is de respons vaak een lastig punt. Door in plaats van een vragenlijst (bedoeld voor een onderzoeker) een reflectietest te maken (bedoeld voor de gebruiker), vergroot je de kans dat je voldoende deelnemers krijgt.
- Persoonlijk contact is altijd belangrijk. Iemand is eerder geneigd mee te doen als hij of zij van jou persoonlijk heeft gehoord: 1) waar het over gaat, 2) wat het hem of haar kan opleveren en 3) waarom het belangrijk is in te vullen.

WANNEER GEBRUIKEN?

Met het oog op de te verzamelen gegevens is deze methode goed te gebruiken als:
- precies duidelijk is wat je wilt meten
- er een aantal duidelijke concepten is van waaruit de items opgesteld kunnen worden
- het van belang is de mening van veel mensen te weten te komen
- het wenselijk is om op meerdere momenten in de tijd dezelfde meting te doen om te zien of er ontwikkeling is geweest

Met het oog op de verandering die in gang gezet moet worden, is deze methode goed te gebruiken om:
- reflectie te bevorderen
- een groepsgesprek over een thema te starten
- iets te laten rondzingen in de organisatie

Deze methode is niet geschikt als:
- nog niet duidelijk is wat je precies wilt weten

- je wilt weten hoe het er in werkelijkheid aan toegaat. Daarvoor is een observatie beter geschikt.

VERDER LEZEN

Den Hertog, F. & Van Sluijs, E. (2000). Onderzoek in organisaties, een methodologische reisgids. Assen: Van Gorcum. In dit boek staan bruikbare aanwijzingen voor het opzetten van een vragenlijstonderzoek.

http://www.surveymonkey.com is een handige website om vragenlijsten op te maken en uit te zetten. Mensen kunnen hem dan via het internet invullen. Soms zijn kleine vragenlijstjes (tot 10 vragen) gratis. Voor grotere vragenlijsten kun je tegen betaling een account aanmaken. Een andere website die dit aanbiedt is http://www.thesistools.com/.

Oosterveld, P. & Vorst, H.C.M. (2006). Constructie van meetinstrumenten. In: W.P. v.d. Brink en G.J. Mellenbergh (Eds.), Testleer en testconstructie (pp. 303-337). Amsterdam: Boom. In dit hoofdstuk staan tips over het construeren van items.

Wekkeronderzoek

EEN VOORBEELD

Ine is bezig met een onderzoek naar innovatie. Ze wil weten hoe innovaties tot stand komen. Op dit moment is in haar bedrijf een multidisciplinair team aan het werk om te kijken hoe de productieafdeling efficiënter kan werken. Zij heeft gevraagd of ze de teamleden mag volgen terwijl ze hiermee bezig zijn. Dat biedt haar de kans te zien hoe zo'n innovatieproces in het team verloopt, met alle ups en downs. Ine is bij alle bijeenkomsten aanwezig. Aanvullend hierop stuurt ze de leden van het team elke twee weken een e-mail. In die e-mail staan steeds dezelfde vragen:
- Hoe ervaar je de samenwerking op dit moment?
- Met wie heb je veel samengewerkt?
- Wat levert jou dat op?

De deelnemers sturen haar een reply met hun antwoorden. Van één persoon krijgt ze steeds geen reactie. Met hem heeft ze afgesproken tweewekelijks te bellen. In een kort telefonisch interview legt ze ook hem de vragen voor. Door over een langere periode deze gegevens te gebruiken, kan Ine zien hoe de verhoudingen in het team zijn veranderd. Na een half jaar bespreekt ze haar bevindingen met het team.

DE METHODE

Deze methode meet hoe deelnemers in het onderzoek denken over iets of wat ze aan het doen zijn op gezette tijden in een bepaalde periode. Deze methode wordt veel gebruikt in onderzoek naar geluksbeleving[5]. Je kunt mensen vragen een bepaald gevoel te scoren op dat moment en je kunt ze vragen te noteren wat hun bezigheden zijn. Ook is het mogelijk om topics voor te leggen en na te gaan hoe men daar op dat moment mee bezig is. In dat geval geef je de deelnemers een logboek mee en vraag je ze om daar regelmatig in te schrijven.

TIPS EN VARIATIES OP DE METHODE

- Deze methode vraagt dat deelnemers gedisciplineerd de gevraagde gegevens leveren. Het helpt als:
  - ze een belang hebben bij het geven van die informatie omdat ze heel benieuwd zijn naar wat er uitkomt of trots zijn dat ze meedoen met het onderzoek
  - ze een methode kunnen gebruiken die voor hen behulpzaam is (voor de één is dat e-mail, voor de ander een telefonisch interview)
- Niet iedereen zal snel van een logboek gebruikmaken. In dat geval kun je ze ook vragen om op het moment dat 'de wekker gaat' een foto te maken van waar ze mee bezig zijn en daar iets over te vertellen.

5 Zie Csikszentmihalyi (1997)

WANNEER GEBRUIKEN?

Met het oog op de te verzamelen gegevens is deze methode goed te gebruiken om:
- iets te weten te komen op momenten dat je zelf niet bij de respondent bent
- te weten te komen hoe de reactie of bezigheden van deelnemers door de tijd heen veranderen

Met het oog op de verandering die in gang gezet moet worden, is deze methode goed te gebruiken om:
- zelfreflectie te bevorderen
- mensen te helpen bij het opsporen van hun eigen patronen

Deze methode is niet geschikt als het belang van het onderzoek bij de deelnemers nog niet op de kaart staat.

Simulatiespel

EEN VOORBEELD

"Ik vond het wel spannend wat we zouden gaan doen. Ik was door een collega van marketing uitgenodigd en we zouden iets leuks gaan doen, een spel. We speelden dat we een tijdschriftredactie waren, maar dan zonder leidinggevende. Als zogenaamd 'zelfsturend team'. De hele middag werkten we aan het tijdschrift: we knipten, plakten en maakten een uitgebreide inhoudsopgave. Het was best leuk om samen een magazine te maken. Dat van ons hadden we 'Lol in het werk' genoemd. Het was wel lastig, want ik vond het belangrijk dat we echt verschillende soorten artikelen zouden maken voor het eerste nummer. Dus columns, interviews en ook een reportage. Ik had daar allemaal leuke ideeën bij. De anderen in mijn groep vonden juist dat we eerst eens bij onze doelgroep te rade moesten gaan waar zij geïnteresseerd in waren. We moesten dus tot een besluit komen over hoe we het gingen inrichten zonder dat er iemand bij was die knopen doorhakte, zoals we dat normaal in het werk wel hebben.
Bij de reflectie aan het eind konden we onze verschillen beter plaatsen. Het bleek dat ik, net als in mijn werk eigenlijk, erg op de inhoud gericht ben. Ik wil gewoon dat de dingen die we maken goed zijn. Mijn collega, die niet op onze afdeling HR werkt, maar programmeur is in de lijn, is juist erg op de klanten gericht en dat merkte je ook in het spel. Een week na het spel kreeg wat we daar gedaan hadden onverwacht nog meer betekenis. Er ontstond een ruzie tussen onze afdeling, HR, en de afdeling productontwerp. Het liep hoog op. Het leuke was dat we op een gegeven moment het spel erbij haalden. We konden de parallel trekken met wat er toen gebeurde. Daardoor konden we er ineens veel makkelijker 'van een afstandje' naar kijken. En beseffen dat juist doordat we verschillende dingen belangrijk vinden het uiteindelijke product beter wordt. Ik ben wel benieuwd of we als organisatie inderdaad de stap gaan maken naar zelfsturende teams. Tijdens de simulatie heb ik in elk geval ervaren dat dat best lastig is."

DE METHODE

Een simulatiespel bootst de werkelijkheid na met de bedoeling te kijken hoe mensen hierop reageren. Dit kan door:
- een nieuwe context te creëren: bijvoorbeeld als je wilt ervaren hoe het is om te werken met zelfsturende teams en dat gaat uitproberen door de context van een tijdschriftenuitgeverij te gebruiken
- bestaande situaties te simuleren door ze na te spelen: bijvoorbeeld als je wilt zien hoe deelnemers samenwerken en acteurs uitnodigt om situaties na te spelen die mensen zelf inbrengen. De deelnemers worden dan gevraagd mee te doen in dit rollenspel.

In een simulatiespel gaan de deelnemers iets nieuws ervaren. Ervaren is een belangrijke vorm van leren en een spel leent zich goed voor 'leren door ervaring'. Een spel is

bruikbaar om informatie te verzamelen over de effectiviteit van een bepaalde manier van werken en om de nieuwe manier van werken eigen te maken. Bij het ontwerpen van een spel kun je deze dingen in het oog houden:
- Wat is nu precies het 'andere' of het 'nieuwe' dat ik mensen wil laten ervaren of dat ze moeten leren?
- Welke context kan ik ontwerpen om ze hiermee ervaring te laten opdoen?
- Hoe maak ik er een spel van dat echt leuk is om te spelen?
- Hoe kom ik te weten wat ik te weten wil komen? (Tijdens het spel in de uitgeverij werd bijvoorbeeld gevraagd om een reflectieformulier in te vullen over de samenwerking in elk team. Een andere optie is om een week na afloop nog eens te bellen om na te gaan hoe iedereen op het spel terugkijkt.).

TIPS EN VARIATIES OP DE METHODE

Omdat het spel niet in het werk plaatsvindt, is het niet altijd gemakkelijk het geleerde meteen toe te passen. Besteed daarom aandacht aan een reflectiegesprek na afloop van het simulatiespel.

WANNEER GEBRUIKEN?

Met het oog op de te verzamelen gegevens is deze methode goed te gebruiken om een andere manier van werken in te voeren, te onderzoeken hoe dat werkt en wat de gevolgen zijn zonder het direct te implementeren in het echte werk.

Met het oog op de verandering die in gang gezet moet worden, is deze methode goed te gebruiken om:
- relaties te versterken
- deelnemers elkaar beter te leren kennen
- deelnemers elkaars kwaliteiten te laten ontdekken
- een nieuwe ervaring te creëren die helpt de blik te verruimen

Deze methode is niet geschikt om op zoek te gaan naar iets dat er al is.

VERDER LEZEN

De Caluwé, L. & Stoppelenburg, A. (2001). Leren in spelsimulaties. In: J.W.M. Kessels en R.F. Poel (Eds.), Human resource development, organiseren van het leren (pp. 371-383). Alphen aan de Rijn: Samsom.
Elgood, C. (1988). Handbook of management games (4th ed.). Aldershot: Gower.
Smit, M. & Tjepkema, S. (2008). Flight simulator, samen sturen. Develop (2), 67-69.

Een experiment opzetten

EEN VOORBEELD

Bij een verzekeringsmaatschappij komen elke dag allerlei brieven binnen die zo snel mogelijk beantwoord moeten worden. Er blijkt een probleem te zijn met de snelheid van het verwerken van deze brieven. Jij begeleidt het team dat verantwoordelijk is voor de eerste verwerking van de post. Tijdens de teamvergadering breng jij de punten in die naar voren kwamen uit de korte gesprekjes die je met iedereen hebt gevoerd en de dingen die je hebt gezien toen je een ochtend meeliep op de afdeling. Je kwam erachter dat veel van de binnengekomen vragen niet opgelost kunnen worden omdat de kennis hiervoor bij een andere afdeling ligt. Men is veel tijd kwijt met het maken van een doorverwijzing bij de brief en stuurt vervolgens het merendeel van de post onbeantwoord met die doorverwijzing door naar de juridische afdeling. De juridische afdeling blijkt vervolgens opnieuw veel tijd kwijt te zijn met het lezen van de brieven en het beoordelen van het probleem.

Je stelt een experiment voor waarbij iedereen uit dit team een duo gaat vormen met iemand van de juridische afdeling. Deze duo's kunnen elke ochtend het werk doen op een plek naast elkaar. De verwachting is dat:
- de afdelingen van elkaar leren hoe ze het werk doen en daardoor slimmigheden van elkaar kunnen overnemen
- post niet twee keer hoeft te worden geanalyseerd. Dat spaart tijd.

Het team vindt zo'n experiment spannend. Jij vraagt ze hoe het voor hen de moeite waard kan worden en wat ze er van zouden willen leren. Jullie maken aanpassingen in het ontwerp van het experiment en de teamleden zoeken contact met de juridische afdeling om het idee voor te stellen. Jij volgt ondertussen samen met het team hoe het experiment uitpakt.

DE METHODE

Als er een nieuwe manier van werken is ontwikkeld en je benieuwd bent hoe dat uitpakt of als er een verandering op stapel staat en nog niet duidelijk is hoe jullie daar mee zullen omgaan, kan een experiment een heel interessant onderzoeksmiddel zijn. Je zet een pilotgroep op of richt een deel van de organisatie in en gaat experimenteren met de nieuwe manier van werken, nieuwe procedures of nieuwe omgangsvormen. Hierover verzamel je informatie, met de bedoeling om later te kunnen zien hoe het heeft uitgepakt. In een experiment doen de deelnemers ervaringen op. Een experiment is een geschikte methode om het leren van ervaringen te bevorderen.

Bij het opzetten van een experiment kun je jezelf de volgende vragen stellen:
- Waarmee wil ik experimenteren?
- Wat zou een zinvol en ook leuk experiment zijn?
- Hoe kom ik er straks achter hoe het gewerkt heeft? Tips hierbij:
    - De situatie voor het experiment vergelijken met de situatie tijdens het experiment.
    - Twee experimenten opzetten en de situatie in het ene experiment vergelijken met die in het andere experiment.
    - De situatie in het experiment vergelijken met een bepaalde theorie over hoe het zou moeten werken.
    - De situatie in het experiment vergelijken met andere plekken in de organisatie waar geen experiment plaatsvond.

TIPS EN VARIATIES OP DE METHODE

- Benoem dat het een experiment is en dat het dus ook niet per se 'goed' hoeft te gaan. Of het nu blijkt te werken of niet, beide uitkomsten zijn even waardevol. Dat kan mensen helpen om de stap te nemen iets nieuws uit te proberen.
- Een experiment kan ook heel klein zijn. Als je de dag begint door iedereen uit te nodigen eens aan ander bureau te gaan zitten, is dat al een experiment waardoor je iets te weten kunt komen.
- Ontwerp het experiment samen met degenen die meedoen in het experiment. Vraag ze: 'Wat zou jij nou wel eens helemaal anders willen doen?'

WANNEER GEBRUIKEN?

Met het oog op de te verzamelen gegevens is deze methode goed te gebruiken om:
- nieuwe manieren van werken uit te proberen
- systematisch het effect te onderzoeken van een nieuwe manier van werken

Met het oog op de verandering die in gang gezet moet worden, is deze methode goed te gebruiken om:
- anders te gaan werken
- bewust bezig te zijn met leren
- draagvlak te creëren voor de verandering die je voor ogen hebt (iets kleins uitproberen kan helpen dat draagvlak te vergroten)

Deze methode is niet geschikt om op zoek te gaan naar iets dat er al is.

6

ANALYSEREN, VALIDEREN EN PRESENTEREN

6.1 Analyse van de informatie

6.2 Valideren van de analyse

6.3 Presenteren van conclusies

6

Nu de gegevens verzameld zijn, is het tijd om terug te gaan naar het startpunt van het onderzoek en terug te halen op welke vraag het onderzoek antwoord moest geven en welke verandering het in gang moest zetten. Nu is het zaak om de gegevens te analyseren om op deze vragen een antwoord te vinden. Daarna is het mogelijk de bevindingen nog eens voor te leggen aan de mensen die deelnamen aan het onderzoek. Zo kunnen de vondsten gevalideerd worden. Ten slotte is er nog de presentatie, een mooi product om de bevindingen aan anderen te laten zien. Omdat het onderzoek niet alleen een antwoord op een vraag moest geven, maar ook zou moeten bijdragen aan een verandering is het zaak om voor deze drie fases van het onderzoek – analyseren, valideren en presenteren – een aanpak te kiezen die bijdraagt aan die verandering. In dit hoofdstuk komen de volgende onderwerpen aan bod:
- analyse van de informatie
- valideren van de analyse
- presenteren van conclusies

6.1 Analyse van de informatie

Daar zit je dan, met een berg ingevulde vragenlijsten, een database vol met interviewverslagen, een stel volgeschreven flip-overvellen, stapels interessante artikelen, ingevulde logboekjes of gegevens in wat voor vorm dan ook. Dit is het moment om niet van de wijs te raken door de grote hoeveelheid informatie en terug te gaan naar de onderzoeksvraag. De oorspronkelijke onderzoeksvragen vormen het startpunt voor een zorgvuldige analyse van de gegevens. Deze analyse gebeurt in eerste instantie door de groep mensen die het overzicht heeft. Dat zul je vaak zelf zijn, samen met medeonderzoekers.

In deze fase gaat het erom patronen in de gegevens te vinden die antwoord kunnen geven op de hoofdvraag. Als de eerste onderzoeksvraag was: 'Waar zien we goede oplossingen voor dit probleem in de organisatie?', dan bestaat een antwoord bijvoorbeeld uit:
- een overzicht van de plekken waar je deze voorbeelden gevonden hebt
- een korte beschrijving van elke oplossing
- bij elke oplossing de impact die de oplossing had

De antwoorden op deze vragen zijn waarschijnlijk letterlijk in de gespreks- en observatieverslagen terug te vinden: ze hoeven enkel nog samengevat te worden en gestructureerd.

Het beantwoorden van de mogelijke tweede vraag: 'Wat maken deze oplossingen zo'n succes?' gaat een laag dieper. De eerste vraag was beschrijvend en deze is verklarend. Hiervoor is het noodzakelijk om in de gegevens op zoek te gaan naar verklaringen voor het succes. Bij al de gegevens vraag je je af welke factoren je tegenkomt die deze oplossing tot een succes maakten. Vervolgens probeer je patronen te zien in de factoren door je af te vragen welke sterk op elkaar lijken en welke juist anders van aard zijn.

Bij het opsporen van patronen kunnen meerdere analysemethoden helpen: je onderbewuste wakker maken en systematisch categoriseren. Bij het wakker maken van het onderbewuste ga je op zoek naar de conclusies die je eigenlijk al weet zonder een systematische analyse van de gegevens. Pas daarna duik je de gegevens in en relateer je die aan de conclusies. Je werkt dus van groot naar klein. Bij het systematisch categoriseren is de werkwijze precies andersom, van klein naar groot. Je duikt je gegevens in, verdeelt ze in categorieën en zoekt dan pas naar de grote lijn.

Het onderbewuste wakker maken
Doordat je als onderzoeker al een tijd met het onderzoek bezig bent geweest, heb je vaak al een eerste idee van het antwoord op de vragen. Soms is dat idee bewust en soms sluimert het nog een beetje in het onderbewuste. Dit onderbewuste is vaak al bezig geweest met de analyse voordat jij eraan begon. Het kan dus helpen om dat onderbewuste wakker te schudden. Hierbij kunnen de onderstaande vragen helpen. Stel ze aan jezelf of vraag iemand anders jou te bevragen over wat je zoal is opgevallen. Dit laatste levert vaak veel op omdat een ander door kan vragen op antwoorden en jouw denken kan stimuleren. Vragen die behulpzaam zijn:

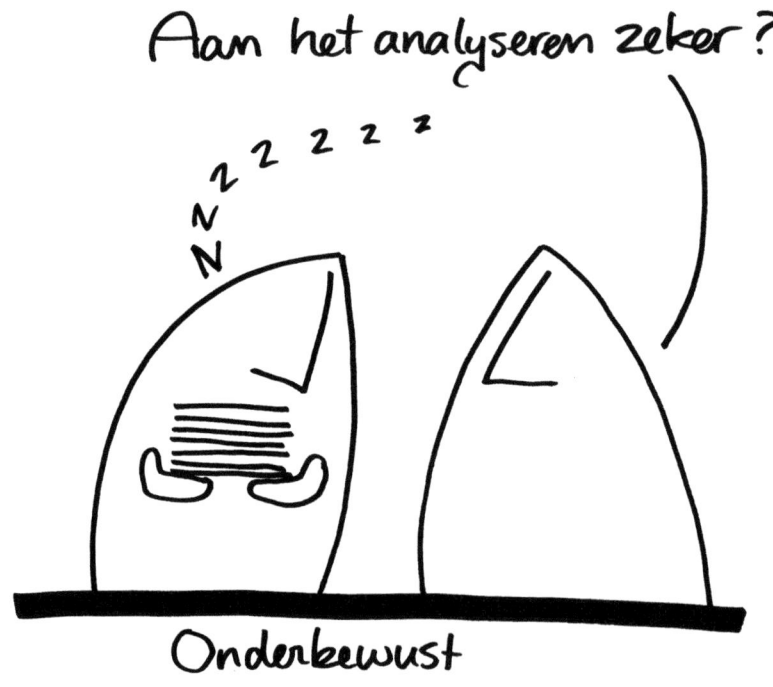

- Wat heeft jou erg verrast?
- Wat ben je te weten gekomen?
- Wat is het leukste dat je hebt meegemaakt?
- Wat heb jij geleerd?
- Wat had je nooit gedacht tegen te komen?
- Wat is het meest bijzondere dat je hebt gezien?

Het beantwoorden van deze vragen maakt je gevoelig voor patronen die je hebt waargenomen maar waar je je misschien nog niet bewust van was. Intuïtief voel je vaak al aan waar bijzondere dingen zijn gebeurd. Deze vragen helpen om deze intuïtieve kennis op het spoor te komen. Hierna is het mogelijk om de gegevens nog eens heel precies door te nemen om deze intuïtieve analyse hieraan te verbinden. Daarna kan de analyse verder uitgewerkt worden en geïllustreerd met citaten of voorbeelden.

Systematisch categoriseren
Systematisch categoriseren is een werkwijze om te gebruiken met meerdere mensen. Deze methode van analyse is gebaseerd op de matrixtechniek zoals Miles en Huberman (1994) die beschrijven. De volgende stappen staan centraal:
1. Zorg dat je in een ruimte werkt waar je papieren en flip-overs aan de muur kunt plakken.
2. Print al de gegevens twee keer uit. Zorg ervoor dat de lettergrootte niet te klein is.
3. Maak een lijst van alle typen gegevens die je hebt (interviewverslagen, logboekjes, workshopverslagen, observaties, enz.) en geef elk document een nummer. Dit nummer zet je ook op het document.
4. Neem dan de onderzoeksvragen erbij. Elke onderzoeksvraag (en deelvraag) schrijf je op een aparte flip-over. Deze hang je op in de ruimte.
5. Vervolgens ga je samen met je onderzoeksmaatjes alle gegevens sorteren aan de hand van de onderzoeksvragen. Uitknippen dus! Om later te kunnen herleiden welk geknipt stukje tekst bij welk document hoort, schrijf je steeds het nummer van het document op het knipsel.
6. Elk stukje tekst plak je op het flip-overvel met de vraag waarop het een antwoord geeft. Werk met herplakbare lijm (die kun je kopen in een spuitbus bij kantoorboekhandels) zodat de stukjes tekst later nog verplaatst kunnen worden.
7. Per flip-overvel bekijk je de stukjes tekst: welke categorieën zijn er waar te nemen? Welke teksten gaan over hetzelfde, welke gaan over iets anders? Denk aan categorieën als spanningsvelden, belemmerende of bevorderende factoren, oplossingen, dilemma's of uitgangspunten.
8. Plak de stukken tekst die over hetzelfde gaan bij elkaar en geef deze groep een titel. Schrijf die titel ook op de flap. Als je een stukje tekst niet meer begrijpt omdat het nu los van de context van het gesprek staat, pak dan het oorspronkelijke verslag er weer bij. Sommige stukken tekst passen misschien bij geen enkele van de onderzoeksvragen. Maak daarvoor een flip-over met de titel 'Overig'.

9 Nu kun je gaan kijken of je patronen ziet. Wat komt per categorie steeds terug? Welke verschillende dingen zie je binnen een categorie? Zie je verbanden tussen categorieën?
10 Als je alle flip-overvellen langs bent geweest, heb je een mooi overzicht van de antwoorden op je onderzoeksvragen én extra inzichten die je uit de categorie 'overig' hebt gehaald.

Meer tips voor systematische data-analyse
Bij het systematisch analyseren van de gevonden gegevens zijn de volgende bronnen behulpzaam:
- Het sourcebook van Miles en Huberman (1994) is een inspiratiebron. Het boek biedt een keur aan analysemethoden die behulpzaam kunnen zijn voor het analyseren en weergeven van kwalitatieve data.
- In het basisboek kwalitatief onderzoek van Baarda, De Goede en Teunissen (2005) is een hoofdstuk gewijd aan het analyseren van kwalitatieve data.

Het is natuurlijk ook een mogelijkheid om digitaal te knippen en te plakken. Het nadeel daarvan is dat het moeilijker is om met meerdere mensen tegelijkertijd te werken. Tenzij het beeldscherm met een beamer op de muur geprojecteerd kan worden. Het voordeel van met schaar en lijm in de weer gaan, is dat je tijdens het ordenen van de gegevens steeds even kunt overleggen waar welk stuk tekst het beste past. Dat helpt om samen betekenis te geven aan de gegevens en een gezamenlijk beeld te creëren.

Knippen en plakken

> **Patronen opsporen *on the spot***
> We hebben het in dit hoofdstuk vooral over het opsporen van patronen *na afloop* van de gegevensverzameling. Het is ook mogelijk om *tijdens* het onderzoek, als je in gesprek bent, op de onderzoekslocatie, patronen op te sporen en direct terug te koppelen. Dit kan behulpzaam zijn bij het op gang brengen van de gewenste verandering:
> - Rudi Vandamme (2007) beschrijft in zijn boek veel tips over het opsporen van patronen tijdens de interactie. Er staat ook hoe het werkt om mensen te confronteren met die patronen met het doel ze verder te onderzoeken.
> - Een andere manier om 'on the spot' te analyseren, is door op de plek van het onderzoek (in de kantine, in een bepaalde ruimte) een flip-over neer te leggen. Gedurende het onderzoek schrijven de onderzoekers hier steeds hun bevindingen op: patronen die ze zien, mooie verhalen die ze horen, anekdotes en citaten. De deelnemers uit het onderzoek kunnen zo direct zien wat de bevindingen zijn en ze valideren. De deelnemers kunnen ook ter plekke uitgenodigd worden om de flip-overs aan te vullen en aan te passen. Dat geeft een heel dynamische en interactieve gegevensverzameling.

6.2 Valideren van de analyse

In de vorige paragraaf lieten we zien hoe het opsporen van patronen in de gegevens in zijn werk gaat. Dat is een activiteit die goed te doen is samen met anderen met wie je de gegevens verzameld hebt. Daarna is het tijd om met de bevindingen weer de organisatie in te gaan. Ten eerste om de bevindingen te valideren (oftewel: kunnen anderen in de organisatie zich vinden in de analyse?). Door ze voor te leggen aan anderen wordt het duidelijk of zij de analyse ook herkennen – en onderschrijven. Dit kan aanleiding zijn om een categorie een andere naam te geven, enkele categorieën samen te voegen of er één uit te halen. Ten tweede om de verandering die in gang gezet is, uit te breiden. Door bevindingen te laten valideren door belanghebbenden betrek je ze (soms opnieuw) bij het onderzoek. Dat helpt mensen om mede-eigenaar te worden van de resultaten en dat is een belangrijke voorwaarde om ook daadwerkelijk iets met die resultaten te doen. Valideren kan op meerdere momenten in het onderzoeksproces: tijdens de gegevensverzameling en na de analyse.

> **Kwaliteitscriteria voor praktijkonderzoek**
> Voor goed praktijkonderzoek bestaan een paar criteria. Niet zo uitgebreid en algemeen aanvaard als bij wetenschappelijk onderzoek, maar toch zijn er een aantal vuistregels die belangrijk zijn om te hanteren.
> Zo is het belangrijk om te kijken of het onderzoek *transparant* en *navolgbaar* is. Hierbij gaat het erom dat het voor anderen helder is hoe conclusies tot stand gekomen zijn en waarop die gebaseerd zijn. Dit kan door aan te geven hoeveel mensen er bijvoorbeeld geïnterviewd zijn en hoe de data geanalyseerd zijn. Een ander criterium is een *systematische werkwijze*. Ook al

> 'bouw je de brug terwijl je erover loopt', dan nog is het van belang systematisch te werken. Dat maakt vaak namelijk het verschil tussen 'gewoon praten en kijken' en 'onderzoek doen'. Bij onderzoek ga je bewust naar bepaalde dingen op zoek of creëer je specifieke activiteiten. Het overkomt je niet, er zit een 'plan' achter. Verder is het van belang dat het onderzoek *valide* is. Hierbij gaat het erom dat je hebt gemeten wat je wilde weten, dat duidelijk wordt in hoeverre de bevindingen ook van toepassing zijn op degenen die niet meededen aan het onderzoek en dat de resultaten *niet te particulier* zijn. (Vind jij dit niet alleen, maar vinden anderen dat ook? Wordt deze oplossing door meer mensen in de organisatie gedragen?)

Tijdens de gegevensverzameling
Het is raadzaam om na elke ronde van gegevensverzameling (na een interview of na het maken van een historielijn) de bevindingen te valideren. De makkelijkste manier is om iemand een e-mail te sturen met het verslag en te vragen of het zo voor die persoon klopt. Op die manier ben je er zeker van dat deze notities ook echt weergeven wat de ander bedoelde. Vaak krijg je op deze manier extra informatie omdat de ander nog wat uitleg geeft of iets toevoegt.

> *Om mensen bij het onderzoek te houden, helpt het om tussentijds over de inhoudelijke resultaten te vertellen. Af en toe 'vruchtjes uitdelen' om te laten zien waar je mee bezig bent.*
>
> CARLOS ESTARIPPA (Hoofd P&O Ministerie Buitenlandse Zaken)

Na de analyse
Hoe zorgvuldig de analyse ook is uitgevoerd, het blijft altijd een interpretatie van de gegevens. Dat maakt het noodzakelijk om te checken of anderen in de organisatie deze interpretatie herkennen. Ook is het de moeite waard na te gaan of zij een aanvullende interpretatie hebben.

De manier waarop je de validering na de analyse van de gegevens organiseert, kan direct bijdragen aan de verandering die je op gang wilt brengen. Wat dat betreft levert het organiseren van een bijeenkomst (of serie bijeenkomsten), waarin de belanghebbenden bij elkaar komen en jullie over de conclusies in gesprek gaan, het meeste op. De opdracht die je de deelnemers aan zo'n bijeenkomst geeft of de vraag die je ze stelt, bepaalt het effect van zo'n gesprek. Dat wordt duidelijk in het volgende voorbeeld:

> *Een onderzoeker wilde erachter komen wat de succesfactoren zijn voor het werken in projecten. Hiervoor heeft hij enkele succesvolle projecten onderzocht. Hij heeft twaalf factoren gevonden die bevorderend bleken te werken. Tijdens de valideringsbijeenkomst geeft hij de deelnemers de volgende opdracht: kies eens een project op jullie eigen afdeling en probeer de gevonden succesfactoren hiernaast te leggen. Lukt het om de belangrijkste factoren in beeld te krijgen? Zijn er gebeurtenissen geweest die nog niet*

beschreven zijn? Hij geeft mensen een hand-out mee (één A4'tje) met de twaalf factoren en een korte uitleg. Zijn redenering hierbij is: 'Als het de deelnemers lukt een project te beschrijven aan de hand van mijn bevindingen, dan zit ik met deze factoren blijkbaar op het goede spoor'. Als mensen belangrijke gebeurtenissen hebben meegemaakt die niet beschreven worden door één van de factoren zou hij overwegen om een nieuwe categorie toe te voegen of een categorie een andere naam te geven.

Andere opdrachten of vragen tijdens een valideringsbijeenkomst kunnen zijn:
- Wat herken je? En wat niet?
- Wat verbaast je het meest? Wat had je al wel verwacht?
- Wat betekent dit voor jouw werkpraktijk?

Een valideringsbijeenkomst is daarnaast bruikbaar om conclusies te trekken. Het verschil tussen het analyseren van gegevens en het trekken van conclusies is soms wat vaag, maar in het algemeen gaan conclusies een stap dieper dan je analyse. Conclusies geven antwoord op de hoofdvragen, terwijl de analyse nog gedetailleerd ingaat op de verschillende deelvragen. Ter voorbereiding van de valideringsbijeenkomst kunnen de onderzoekers zelf al nadenken over de belangrijkste conclusies. Deze kunnen het startpunt zijn voor de valideringsbijeenkomst en dan ook verder uitgewerkt en aangevuld worden. Vragen die helpen om conclusies boven tafel te krijgen, zijn:
- Als je deze analyse zo leest of hoort, waar zit dan voor jou de kern?
- Wat betekent deze analyse voor onze organisatie?
- Als je in één minuut de uitkomsten van dit onderzoek zou beschrijven, wat zou je dan zeggen?

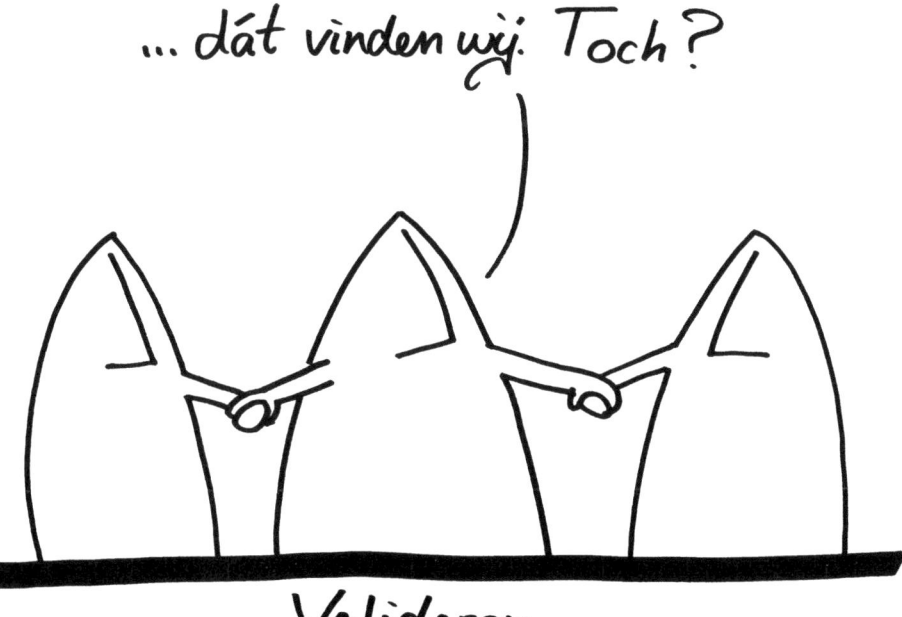

Om de validering zo in te richten dat het bijdraagt aan uitbreiding van de verandering die in gang gezet is, is het zaak goed na te denken over *met wie* je de validering wilt doen. Het werkt het best als diegenen worden uitgenodigd die:
- in eerste instantie betrokken waren bij het onderzoek
- iets hebben aan de resultaten

Een mooi moment tijdens mijn onderzoek was toen ik een middag had georganiseerd voor de mensen die ik geïnterviewd had. We hebben met elkaar teruggekeken en de bevindingen gevalideerd. We vroegen alle aanwezigen een tegeltje te maken met daarop een uitspraak die liet zien wat het onderzoek voor hen had opgeleverd. Eén van de mensen had een brug getekend en de spijlen vormden de woorden WIN-WIN. Ik kwam er door de bijeenkomst achter dat zij niet alleen aan mijn onderzoek een bijdrage hebben geleverd, maar dat meedoen aan het onderzoek ook henzelf wat had opgeleverd. Ook heel praktisch soms. Eén van de mensen die ik interviewde, was bezig een project op Aruba op te zetten. Door mijn onderzoek deed hij weer nieuwe contacten op voor dat netwerk.

KIRSTI BOOIJINK (werkt als onderwijskundige bij Kenniscentrum STODT)

Vragen die kunnen helpen om deze mensen op het spoor te komen, zijn:
- Wie zou hier iets van kunnen leren?
- Wie zou hier baat bij hebben?
- Met wie zou ik deze resultaten willen delen?
- Van wie wil ik dat hij of zij echt met de resultaten aan de slag gaat?

6.3 Presenteren van conclusies

Het doel is dat zo veel mogelijk mensen profijt hebben van de conclusies uit het onderzoek. Naast degenen die bij het onderzoek betrokken waren, zijn er vaak nog anderen voor wie de resultaten uit het onderzoek van nut zijn. Met degenen die meededen in het onderzoek heb je een leerproces doorgemaakt en een verandering op gang gebracht. Nu je toe bent aan het breder presenteren van de conclusies is het zaak ook mensen buiten de onderzoeksgroep te betrekken bij die beweging. Het is niet gezegd dat zij hetzelfde leerproces moeten ervaren als de deelnemers uit de onderzoeksgroep. Stel, een belangrijke opbrengst van een experiment dat jullie hebben gedaan, leverde ervaring op met een nieuwe manier van werken. Nu is het de tijd om na te gaan wat je anderen hierover wilt vertellen en wat je wilt dat anderen hiervan ervaren. Het kan zijn dat je wilt dat ze iets zien van het plezier waarmee jullie gewerkt hebben om ze te verleiden de nieuwe manier van werken over te nemen. Het kan ook zijn dat het doel is ze te informeren dat dit team vanaf nu een andere manier van werken heeft. Een ander doel kan zijn dat ze zelf ervaren hoe het is om de nieuw ontwikkelde manier toe te passen in hun werk. Of misschien is het jullie bedoeling om vakgenoten in andere organisaties op de hoogte te brengen van jullie vondst. Uiteindelijk bepaalt het doel de vorm die de presentatie krijgt.

Een rapport helpt mensen meestal niet om de conclusies te verbinden aan hun eigen praktijk. Er zijn andere en onconventionelere vormen mogelijk. Te denken valt aan het maken van een tijdschrift, een flyer, een film, posters of aan het organiseren van een symposium of workshop. Hieronder staan enkele voorbeelden.

Nog wat vuistregels die je in het oog kunt houden bij het kiezen van het product of de presentatie:
- Als je het persoonlijk maakt, is het makkelijker om je in te leven in het onderzoek.
- Als het aantrekkelijk is vormgegeven, wordt het sneller gelezen.
- Als mensen zelf een bijdrage aan een product hebben geleverd, gaan ze het sneller aan anderen afgeven of doorsturen.
- Als het een handig vormgegeven tool is, wordt het aantrekkelijker om het te gebruiken in het werk.
- Een korte verantwoording van het onderzoek (in plaats van een dik rapport) bij een concreet product helpt anderen om de waarde van het product in te schatten.

Performance
Als je gevraagd bent de bevindingen voor een groter publiek toe te lichten, is het leuk om niet alleen te vertellen over het onderzoek, maar om ook het publiek iets te laten zien of beleven van de bevindingen. Door:
- een dialoog
- een sketch met hoe het helemaal niet moet en hoe het juist helemaal wel moet
- een live interview met één van de deelnemers aan het onderzoek

Zelfreflectievragenlijst
Als het onderzoek aantoonde dat er drie stijlen zijn waarop jonge professionals in jullie organisatie succesvol nieuwe ideeën in praktijk brengen, dan kan een opbrengst van het onderzoek een zelfreflectievragenlijst (zie hoofdstuk 4) zijn. Deze helpt jonge professionals en hun leidinggevenden in kaart te brengen wat hun voorkeursstijl is.

Tijdschrift
Een glossy magazine met interviews, columns en achtergrondartikelen biedt een mooi podium om resultaten vast te leggen op een manier die inspirerend kan zijn voor anderen.

Flyers
Een flyer met tips en trucs die je gemakkelijk op je bureau kunt zetten, kan verleidelijk werken.

Veelgestelde vragen en antwoorden
Een praktische en leuke manier om conclusies te verwoorden, is door het maken van een overzicht met vragen die je zou kunnen verwachten naar aanleiding van de bevin-

dingen en antwoorden hierop. Probeer je verplaatsen in de geïnteresseerde en kritische lezer, of beter: vraag een kritische lezer welke vragen in hem opkomen. Zo kom je op levensechte vragen die precies de kern van de bevindingen raken. Bij een onderzoek waarin je hebt gekeken naar hoe kenniswerkers beter ondersteund kunnen worden op de werkplek, kunnen dit de kritische vragen zijn die beantwoord worden:
- Is iedereen een kenniswerker?
- Werkt dat voor iedereen, sommige mensen willen toch ook gewoon verteld worden wat ze moeten doen?
- Dat is wel mooi, ondersteuning op de werkplek, maar dat kost toch heel veel tijd?

Film
Een film met daarin 'the making of...' van jullie onderzoek kan een goede manier zijn om anderen te laten zien wat de werkwijze in het onderzoek was en wat daarin de bevindingen en obstakels waren.

Symposium
Een symposium met diverse sprekers en workshops kan een mooie manier zijn om veel mensen tegelijk op een actieve manier kennis te laten maken met de bevindingen. Je kunt een gezaghebbende collega (vanwege bijzondere kennis of vanwege formele positie) van binnen of buiten de organisatie vragen om de dag te openen en voor te zitten. Zo wordt het voor de aanwezigen duidelijk dat dit onderwerp belangrijk is voor de toekomst van de organisatie.

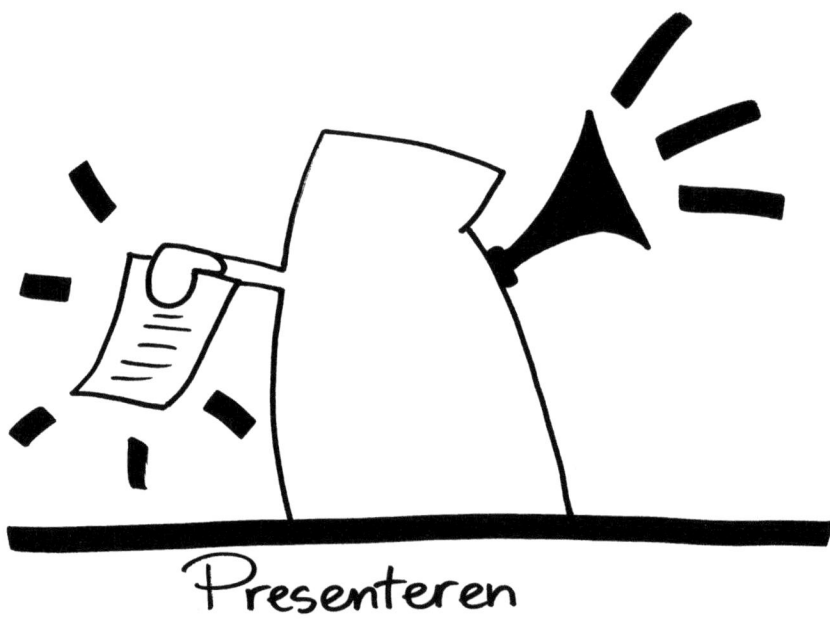

Presenteren

Artikel in een vakblad
Met een artikel in een vakblad kun je een bredere groep mensen bereiken. Zo'n artikel is vaak handig om collega's in de eigen organisatie op de hoogte te brengen. Het schrijven en publiceren van een artikel is een mooie manier om de bevindingen 'in te lijsten'.

> *Eén van mijn belangrijkste schrijftips komt uit de film 'Finding Forrester'. Forrester is Nobelprijswinnaar en begeleidt een jonge basketbalspeler die een verborgen schrijftalent heeft. Die jongen zit op een goede dag bij Forrester achter een typemachine. Hij zit te kijken. "Wat doe je?" vraagt Forrester. "Ik denk", zegt de jongen. "Je moet niet denken, je moet schrijven", zegt Forrester. "Ja maar", beweert de jongen, "ik moet bedenken wat ik wil schrijven". "Nee", brengt Forrester in: "je moet niet denken over wat je gaat schrijven, je moet schrijven. You write from your heart - you rewrite from your head!". De kern van dit verhaal voor mij is om te beginnen bij de praktijk. Van daaruit begin ik met schrijven, ik volg mijn hart en dan komt de rest vanzelf.*
>
> MANON RUIJTERS (doet organisatie-ontwikkelingswerk bij Twynstra Gudde)

Workshop
In een workshop kun je een kleine groep personen actief betrekken bij het onderzoek. Bedenk bijvoorbeeld een werkvorm waarin ze werken met de resultaten van het onderzoek.

Posters
Een manier om kernachtig en visueel bevindingen weer te geven, zijn posters. Die posters kunnen mensen op hun deur hangen. Het werkt om op de poster persoonlijke uitspraken of foto's te zetten van deelnemers aan het onderzoek. Dat trekt vaak direct de aandacht.

Excursie
Het organiseren van een uitstapje of excursie naar een plek in de organisatie kan een manier zijn om dingen te laten zien. Met een gids die de groep rondleidt en opdrachten onderweg voor de deelnemers kun je er een actieve bijeenkomst van maken.

Museum
In een museum kun je de mooiste 'stukken' die je gedurende het onderzoek op het spoor bent gekomen, verzamelen. Een mooie uitspraak, een beeld of bruikbare instrumenten. Bij elk 'stuk' kun je een bordje maken met de titel, de maker en het materiaal.

Website
Een website waar je tools en achtergrondartikelen verzamelt die het onderzoek heeft opgeleverd, is een goede manier om resultaten te ontsluiten en up-to-date te houden. Ook gebruikers kunnen hier hun ervaringen toevoegen.

7

ONDERZOEK IN WOORD EN BEELD

ONDERZOEK IN WOORD EN BEELD

7

De tegels achter in het boek... Dit hoofdstuk bevat uitspraken en cartoons over onderzoek. Gebruik ze naar eigen inzicht. Ze kunnen anderen om je heen misschien stimuleren om nieuwsgierig te worden en op onderzoek uit te gaan.

*Sommige vragen zijn zo goed
dat het jammer zou zijn ze
met een antwoord te verknoeien.*

(Harry Mulisch)

Over de schrijvers

SUZANNE VERDONSCHOT werkt als adviseur en onderzoeker bij Kessels & Smit, *The Learning Company*. Zij promoveerde op een onderzoek naar het leren in innovatieprocessen. Haar belangstelling gaat uit naar vernieuwingen die plaatsvinden in het dagelijkse werk. Zij onderzoekt deze innovatieprocessen en ondersteunt betrokkenen bij het vormgeven van hun eigen leren. Zij gebruikt in haar werk graag onderzoekende aanpakken dicht bij het dagelijkse werk van mensen. Als je onderzoek ziet als een leerinterventie biedt het de kans om kennisontwikkeling (meer te weten komen over iets) samen te laten gaan met verandering (ook iets anders dóen). Omdat geen enkele organisatie zich tegenwoordig nog kan permitteren op de automatische piloot te vliegen, zijn juist die combinaties interessant.

MAAIKE SMIT werkt als procescoach bij Kessels & Smit, *The Learning Company*. Het liefst ondersteunt zij individuen en teams bij het bereiken van hun doelen, op zo'n manier dat ze er lol in hebben, hun kwaliteiten kunnen inzetten én er veel van leren. Ze gaat om dat te doen vaak samen met haar klanten op onderzoek uit in de organisatie rondom een gezamenlijke vraag, om op basis daarvan nieuwe organisatiepraktijken te ontwikkelen. Zij gelooft dat mensen van nature nieuwsgierig zijn en dat het aanwakkeren van die nieuwsgierigheid een startpunt is voor succesvolle leer- en veranderingsprocessen in organisaties.

Beide auteurs zijn verbonden aan *De Onderzoekspraktijk* van Kessels & Smit. Dit is een groep collega's die affiniteit heeft met onderzoek in en voor de praktijk. Zij zien onderzoek als manier om samen met betrokkenen bloot te leggen wat al werkt, nieuwe perspectieven te ontwikkelen en dingen in beweging te zetten. In hun projecten ontwikkelen ze onconventionele onderzoeksmethoden en presentatievormen.
Op www.onderzoekspraktijk.net vindt je veel aanvullende materialen over praktijkonderzoek.

Literatuurverwijzingen en inspiratiebronnen

Baarda, D.B., De Goede, M.P.M. & Teunissen, J. (2005). *Basisboek kwalitatief onderzoek:* handleiding voor het opzetten en uitvoeren van kwalitatief onderzoek. Groningen: Noordhoff Uitgevers.

Brown, J., & Isaacs, D. (2005). The world cafe shaping our futures through conversations that matter. San Fransisco: Berret Koehler.

Csikszentmihalyi, M. (1997). *Finding flow.* The psychology of engagement with everyday life. New York: Basic Books.

De Caluwé, L. & Stoppelenburg, A. (2001). *Leren in spelsimulaties.* In: J.W.M. Kessels en R.F. Poel (Eds.), Human resource development, organiseren van het leren (pp. 371-383). Alphen aan den Rijn: Samsom.

Den Hertog, F. & Van Sluijs, E. (2000). *Onderzoek in organisaties, een methodologische reisgids.* Assen: Van Gorcum.

Denzin, N.K. & Lincoln, Y.S. (2000). *Handbook of qualitative research* (2nd ed.). Thousand Oaks, CA: Sage.

Doornbos, A., Van Rooij, M., Smit, M. & Verdonschot, S.G.M. (2008). *From fairytales to spherecards: Towards a new research methodology for improving knowledge productivity.* Forum Qualitative Social Research, 9 (2), nr 48.

Elgood, C. (1988). *Handbook of management games* (4th ed.). Aldershot: Gower.

Flick, U. (2002). *An introduction to qualitative research* (2nd ed.). London: Sage.

Jackson, P. & McKergow, M. (2002). *The solutions focus:* The simple way to positive change. London: Nicolas Brealey Publishing.

Kessels, J.W.M. (1993). *Towards design standards for curriculum consistency in corporate education.* Enschede: University of Twente.

Levering, B. & Smeyers, P. *Opvoeding en onderwijs leren zien.* Amsterdam: Boom.

Merriam, S.B. (1988). *Case study research in education.* San Fransisco: Jossey-Bass Inc.

Miles, M.B. & Huberman, A.M. (1994). *Qualitative data analysis, an expanded sourcebook* (2nd ed.). Thousand Oaks, CA: Sage Publications.

Oosterveld, P. & Vorst, H.C.M. (2006). *Constructie van meetinstrumenten.* In: W.P. v.d. Brink en G.J. Mellenbergh (Eds.), Testleer en testconstructie (pp. 303-337). Amsterdam: Boom.

Patton, M.Q. (1990). *Qualitative evaluation and research methods* (2nd ed.). California: Sage.

Rock, D. (2006). *Quiet leadership, six steps to transforming performance at work.* New York: Harper Collins.

Smit, M. & Tjepkema, S. (2008). *Flight simulator, samen sturen*. Develop (2), 67-69.

Sprenger, C. (2008). *'Innovatieve leerpraktijken.'* Lerend vermogen in de frontlinie. Lectorale rede dr. Cees Sprenger. Apeldoorn: Politieacademie.

Van Rooij, M. (2009). *De waarderende benadering onder de loep: wat doe je?* 4xO: Onderscheiden, opschorten, onderzoeken en ontwikkelen. In: S. Tjepkema en L. Verheijen (Red.), *Van kiem tot kracht:* een waarderend perspectief voor persoonlijke ontwikkeling en organisatieverandering (pp.177-186). Houten: Springer Uitgeverij.

Vandamme, R. (2007). *Gedragspatronen van personen en organisaties*. Amsterdam: Prentice Hall.

Verdonschot, S.G.M. (2006). Methods to enhance reflective behavior in innovation processes. *Journal of European Industrial Training*, 30 (9), 670-686.

Verdonschot, S.G.M. (2009). Klantgerichter werken in de supermarkt: *Waarderend onderzoek als interventie*. In: S. Tjepkema en L. Verheijen (Red.), *Van kiem tot kracht:* een waarderend perspectief voor persoonlijke ontwikkeling en organisatieverandering (pp.155-167). Houten: Springer Uitgeverij.

Zemke, R. & Kramlinger, T. (1991). De critical incidents methode. *Opleiders in Organisaties/Capita Selecta* (8), 69-80.

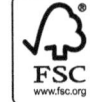

MIX
Papier aus verantwortungsvollen Quellen
Paper from responsible sources
FSC® C105338

If you have any concerns about our products,
you can contact us on
ProductSafety@springernature.com

In case Publisher is established outside the EU,
the EU authorized representative is:
**Springer Nature Customer Service Center GmbH
Europaplatz 3, 69115 Heidelberg, Germany**

Printed by Libri Plureos GmbH
in Hamburg, Germany